VIVA A SUA
CURA

BRUNO COLONTONI

VIVA A SUA
CURA

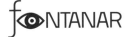

Copyright © 2021 by Bruno Albuquerque Colontoni

O selo Fontanar foi licenciado para a Editora Schwarcz S.A.

Grafia atualizada segundo o Acordo Ortográfico da Língua Portuguesa de 1990, que entrou em vigor no Brasil em 2009.

CAPA Joana Figueiredo

IMAGENS DE MIOLO Shutterstock

PREPARAÇÃO Cláudia Cantarin

REVISÃO Carmen T. S. Costa, Luciane H. Gomide e Márcia Moura

Dados Internacionais de Catalogação na Publicação (CIP)
(Câmara Brasileira do Livro, SP, Brasil)

Colontoni, Bruno
  Viva a sua cura : Como derrotar as principais doenças
da nossa era — antes mesmo de elas acontecerem / Bruno
Colontoni. — 1ª ed. — São Paulo : Fontanar, 2021.

ISBN 978-85-8439-207-0

1. Alimentação 2. Cura de doenças 3. Estilo de vida –
Aspectos de saúde 4. Nutrição 5. Prevenção de doenças
6. Promoção da saúde 7. Saúde – Promoção I. Título.

21-56616   CDD-613.2

Índice para catálogo sistemático:
1. Prevenção de doenças : Nutrição aplicada :
Promoção da saúde 613.2

Maria Alice Ferreira – Bibliotecária – CRB-8/7964

[2021]
Todos os direitos desta edição reservados à
EDITORA SCHWARCZ S.A.
Rua Bandeira Paulista, 702, cj. 32
04532-002 — São Paulo — SP
Telefone: (11) 3707-3500
facebook.com/Fontanar.br

À minha doce e amada esposa Kerlly Teruel Colontoni, por intermédio de quem vivi todo o processo de transformação que resultou neste livro, e aos meus filhos, Arthur e Davi, fontes de alegria e motivação para acordar todos os dias.

Sumário

Introdução 9

1. A cura na era do "remediar". 15
2. A Medicina de Estilo de Vida: Quando a cura
   começa antes da doença 25
3. Quando me tornei um médico paciente 40
4. Identificando o inimigo: Mire seu alvo
   na inflamação 59
5. Tempo de mudança 72
6. Pilar 1: Atividade física (um remédio que cura
   antes de a doença aparecer) 82
7. Pilar 2: Manejo do estresse (a crise do autocuidado
   dos médicos) 97
8. Pilar 3: Relações sociais (abraços que curam) 110
9. Pilar 4: Abandono de substâncias tóxicas
   (troquei o Rivotril® por um par de tênis) 132
10. Pilar 5: Alimentação (a cura está na sua cozinha) . . 149
11. Pilar 6: Sono (produzindo saúde enquanto dorme) . 166
12. Espírito, corpo e coração 179

Epílogo 187
Agradecimentos 191
Notas 193

Introdução

Quem salva uma vida, salva o mundo inteiro.

O Talmude

Há vinte anos, acordo todos os dias com um único objetivo em mente: estar bem comigo para poder atender e cuidar das pessoas, a fim de que elas também se sintam bem. Encontrar uma profissão que se encaixe em sua vocação é um privilégio. Poder começar o dia com algo que seja um desafio, uma motivação e ao mesmo tempo fonte de prazer deveria ser um direito; mais do que a possibilidade de um emprego para pagar as contas, deveria ser uma atividade rica e enriquecedora, por meio da qual todo ser humano pudesse encontrar sua realização.

Felizmente, posso dizer que encontrei na medicina um motivo para a minha existência. Em 2001, aos dezessete anos, entrei para a Faculdade de Medicina de Marília, no interior de São Paulo, e, desde o primeiro dia de tutoria, busquei honrar com todo o meu empenho cada centavo suado que meus pais investiram em minha formação. Na minha formatura, durante o juramento de Hipócrates, me dei conta de que aquela experiência reforçaria ainda mais o compromisso que assumi de cuidar de vidas humanas.

Certo dia, logo no primeiro mês depois de formado, fui escalado para um plantão e me apresentei a um colega; perguntei qual era a especialidade dele. A resposta que ouvi foi: "Salvador de vidas". Não senti altivez de sua parte; o olhar e o tom de voz dele me fizeram perceber que era o médico emergencista daquele pronto-socorro. Jamais me esqueci daquelas palavras, pois foram um ensinamento que desde então guardo comigo. Elas me deram uma compreensão ampla do motivo pelo qual eu estava naquele pronto-socorro: salvar vidas.

Nos primeiros anos de minha carreira, trabalhei muitas horas em prontos-socorros e em unidades de terapia intensiva (UTI), cuidando tanto de casos simples quanto dos mais graves. No dia a dia desses espaços, deparei com casos que se tornaram histórias maravilhosas de cura, como o caso de um transplante cardíaco que salvou a vida de uma mulher no que poderia ter sido seu último segundo de vida. Mas também testemunhei situações de tristeza, como o grito de uma jovem recém-casada ao perder o marido com câncer. Segurei as mãos de dezenas de pacientes infartados enquanto em suas veias corria trombolítico, remédio comumente utilizado no tratamento de infarto agudo do miocárdio.

Nos corredores do Hospital de Clínicas da Universidade de Campinas, desenvolvi minhas habilidades profissionais sempre com a ideia fixa de que eu estava lá para salvar vidas.

Quando saí da residência e comecei minha prática profissional, uma epidemia dizimava a vida de meus pacientes. A esmagadora maioria das pessoas com as quais estava entrando em contato se encontrava envolvida em ciclos viciosos que em poucas décadas resultariam em processos de doença gravíssimos. Conheci executivos estressados, que acordavam antes das cinco da manhã para trabalhar e seguiam em atividade até tarde da noite, cansados, estafados, hipertensos, obesos, muitos deles com gordura no fígado, tabagistas e presos a rotinas implacáveis. As causas são nossas conhecidas: necessidade de dinheiro, paixão pelo trabalho, fuga dos problemas conjugais. Para mim, porém, nada disso justifica uma vida fadada ao fim prematuro, entremeada por sofrimento, para si mesmo e para a família.

Vi pessoas ansiosas aprisionadas em rotinas cansativas, sedentárias, dormindo muito mal, o que faz um grande mal à saúde no médio e no longo prazo. Comecei a notar um padrão de comportamento comumente encontrado na Unidade Coronariana, especializada em pacientes cardiológicos. Logo me dei conta de que a rotina do cidadão comum, semana após semana, mês após mês, em alguns anos ou décadas, fazia parte do percurso que os levaria para lá. Naquele espaço, vi pessoas cuja vida fora conduzida da mesma forma que a dos pacientes anteriores, aos quais atendi preventivamente no consultório. Só que agora eu as estava vendo em camas de hospital, infartadas, com acidente vascular cerebral (AVC), aguardando cirurgias de ponte de safena, e que, por força das circunstâncias, estavam repensando a vida, revendo seus valores e alguns se arrependendo do péssimo estilo de vida que os fizera estar, naquele momento, em uma cama de hospital.

Ficou claro para mim que o segredo para evitar aquele fim dramático era quebrar a rotina, mudar tudo, cuidar da alimentação, fazer atividades físicas, melhorar a qualidade do sono, enfim, seguir uma série de recomendações preventivas que seguramente poderiam atuar em favor do paciente. Isso ficou claro para mim durante minha formação como cardiologista.

O INTERHEART, um estudo[1] amplo e multicêntrico que avaliou o histórico de pacientes infartados em unidades coronarianas, trouxe números impressionantes: o risco de infarto era aumentado em 281% em pessoas que sofriam estresse persistente; 281% em hipertensos; 259% em diabéticos; e 231% em tabagistas. Consumir diariamente frutas e verduras reduzia o risco em 47%, e a atividade física regular, em 43%. E mais: o estudo também auferiu que, se fôssemos capazes de resolver o problema da obesidade abdominal na população da América Latina,[2] a prevalência de infarto seria reduzida em 48,5% da população, ou seja, quase metade dos infartos ocorridos na América Latina poderia ser prevenida se a obesidade fosse controlada.

Temos, assim, o cenário. Como cardiologista, se eu quisesse realmente me tornar um "salvador de vidas", já sabia quais eram meus principais inimigos: sedentarismo, obesidade, hipertensão, diabetes e tabagismo. O próximo passo consistia em arregaçar as mangas e enfrentá-los.

Terminada minha residência médica, e com meu consultório próprio já montado, atendi um paciente peculiar: um médico apaixonado pela profissão, que não via problema algum em trabalhar de 100 a 120 horas semanais, que dormia mal, pois fazia de dois a três plantões noturnos por semana — e isso havia anos —, e que, por conta do excesso de trabalho e da ansiedade, sempre comia muito mal. Pizzas, hambúrgueres, refrigerantes, café com açúcar, doces à vontade e sem nenhuma restrição.

Como todo jovem, considerava-se imortal e, embora visse outras pessoas padecerem, ele mesmo não cogitava essa possibilidade para si. Sedentário, uma vez que não gostava de academia, sempre que iniciava a prática de atividade física, a interrompia por motivos corriqueiros: qualquer compromisso tinha prioridade sobre a academia, e mesmo as dores próprias da musculação também se tornavam desculpas para suspender os treinos. A verdade é que ele não enxergava no sedentarismo um grande problema; curtas caminhadas na rua ou uma trilha aos fins de semana eram suficientes. Nos últimos dez anos, esse paciente engordou mais de trinta quilos. Quando ainda estava na faculdade, a culpa era do período de provas; durante a residência médica, do excesso de trabalho; depois do término da residência, das oportunidades profissionais que estavam surgindo. Sempre havia uma justificativa. Quando ele foi me procurar, estava com dores no ombro decorrentes de uma lesão por esforço repetitivo (LER), além de alterações nos exames de sangue. Os triglicérides estavam nas alturas, acima de 600 mg/dL (quando deveriam estar abaixo de 150 mg/dL); o HDL, popularmente chamado de colesterol bom, estava abaixo de 30 mg/dL (quando deveria estar acima de 40 mg/dL); havia também o problema de gordura no fígado, já com sinais laboratoriais de inflamação hepática, o que é muito grave, conhecida como esteato-hepatite não alcoólica ou simplesmente doença gordurosa do fígado.

Não se espante: esse paciente era eu. Eu mesmo, esse médico que agora escreve para tentar salvar a vida de outras pessoas.

Diante de todos esses problemas de saúde, eu, um médico que sentia em mim o chamado para salvar vidas, me vi tendo de salvar a minha própria. Eu precisava mudar, e mudei.

Por essas razões, quero conversar com você sobre questões de saúde das quais podemos ter ciência, mas que nem sempre nos convencem a realizar mudanças de atitude, a "tomar a nossa vida nas mãos" e fazer dela o nosso tesouro.

Nos últimos vinte anos, vi, estudei, vivi e batalhei nessa guerra diária em favor da vida. Depois de perceber que estava tão doente quanto meus pacientes, contei com a ajuda de profissionais que mudaram minha mente, meus valores, minha relação com o trabalho e com a comida, e, apoiado por minha esposa, consegui reverter o processo de doença. Essas mudanças influenciaram profundamente a minha prática profissional e hoje tenho propriedade e credibilidade junto aos meus pacientes (e também aos seguidores do meu canal do YouTube, "Meu coração saudável") quando me disponho a ajudá-los a mudar o estilo de vida e promover saúde de verdade.

Quero contar a você como a minha visão do processo saúde-doença se transformou quando eu me dispus a mudar. Quero igualmente mostrar como pessoas que se consideram saudáveis podem estar doentes e como pessoas que se acham doentes se tornam saudáveis; com base nesses exemplos, pretendo oferecer passos práticos para você alcançar a saúde plena.

Desde o século xx, a revolução pela qual a medicina passou mudou completamente o significado da tríade doença, saúde e cura. Um século mais tarde, temos a oportunidade de compreender que as doenças que mataram nossos bisavós são diferentes daquelas que mataram nossos avós e que existe a possibilidade de que cheguemos ao fim da vida melhor que nossos pais, vivendo mais e com mais qualidade. Temos pela frente décadas de vida e quero ajudar você a vivê-las com qualidade e com muita saúde!

1. A cura na era do "remediar"

Curar algumas vezes, aliviar quase sempre,
consolar sempre.
Autor desconhecido

Que seu remédio seja seu alimento,
e que seu alimento seja seu remédio.
Hipócrates

Tive a ideia de escrever um livro sobre cura depois de uma discussão em um grupo de médicos sobre um tratamento na área de cardiologia promovido com mudanças intensivas no estilo de vida. Sugerida pelo dr. Dean Ornish, nos Estados Unidos, a proposta do tratamento é muito interessante, mas me incomodou a promessa de "reverter" doenças cardíacas. Nesses casos, no que se refere à doença cardíaca, fala-se de aterosclerose no coração, que são as conhecidas placas de gordura. As publicações desse profissional, tanto científicas como aquelas destinadas ao público leigo, vão na direção da "reversão" das doenças, o que sempre soou estranho aos meus ouvidos.

No século passado, o avanço da medicina levou a uma mudança importante nas enfermidades que acometem o ser humano. Antes, mortes eram provocadas por doenças infectocontagiosas, por mais simples que fossem, pois eram agravadas e não havia recursos para o seu combate. Infecções respiratórias ou do trato gastrointestinal, hoje consideradas corriqueiras, eram motivo de muitas mortes. A descoberta da penicilina e de tantos outros antibióticos e vacinas, somada a anestesias seguras, cirurgias mais precisas e saneamento básico, reduziu radicalmente as taxas de mortalidade materno-infantil e também as causas de morte entre adultos, porque, com o aumento da expectativa de vida humana, as mortes passaram a ser provocadas pelas chamadas doenças crônico-degenerativas, ou seja, doenças que vão se acumulando ao longo da vida, gerando danos lentos e, na maioria das vezes, irreversíveis. Foi também no século passado que se obtiveram avanços relevantes no campo das neurociências. A nova organização da sociedade e novos padrões de trabalho e de vida pessoal e social levaram as pessoas a desenvolver algo semelhante a uma "epidemia" de ansiedade e depressão, o que requeria uma verdadeira revolução nesse campo para que fosse possível compreender que transtorno de ansiedade e crises de pânico eram doenças que tinham uma base bioquímica que poderia ter alguns gatilhos.

Na alçada de outras doenças que não eram novas, mas pouco prevalentes e pouco diagnosticadas, estão os tipos de câncer que mais acometem indivíduos idosos e a exposição a outros agentes, tais como venenos, tabaco, álcool, obesidade, além de alimentos industrializados, cheios de conservantes. Esses agentes contribuíram para o desenvolvimento dos cânceres, os quais foram parar na lista das maiores causas de mortalidade da população mundial. Por fim, também é preciso mencionar como novos desafios as demências, como é o caso da doença de Alzheimer. Essas doenças degenerativas, típicas da terceira idade, de evolução em geral arrastada, porém extremamente incapacitantes, podem impor grande sofrimento a toda a família.

Epidemiologia é o nome da disciplina que estuda a saúde da população como um todo e o termo perfil epidemiológico designa o conjunto de características de saúde da população. Assim, mudanças profundas foram desenvolvidas no perfil epidemiológico da sociedade ocidental na esteira da Revolução

Industrial, somadas à urbanização da população, pela situação do saneamento básico, o avanço da medicina, aumento do sedentarismo e mudança no perfil alimentar da população, ou seja, as causas de morte mais comuns mudaram.

Tais mudanças foram tão profundas que impactaram de maneira definitiva os hábitos dos seres humanos no planeta; como resultado, somos mais sedentários e nos alimentamos muito mal ao longo de anos ou décadas. Em razão disso, "cultiva-se" a doença por meio do próprio comportamento. No boxe a seguir, é apresentado o mecanismo de surgimento da aterosclerose para exemplificar um problema alimentado por nossas ações. Portanto, faz todo sentido trabalhar profundamente o comportamento dos pacientes e considerá-lo como a base de um tratamento eficaz.

O QUE É ATEROSCLEROSE?

Aterosclerose é o nome técnico da doença popularmente conhecida como "placas de gordura", que dificulta e às vezes impossibilita o fluxo de sangue nos vasos sanguíneos. Veja como ocorre a formação da placa.

Figura 1. Progressão da placa de gordura

Aterosclerose

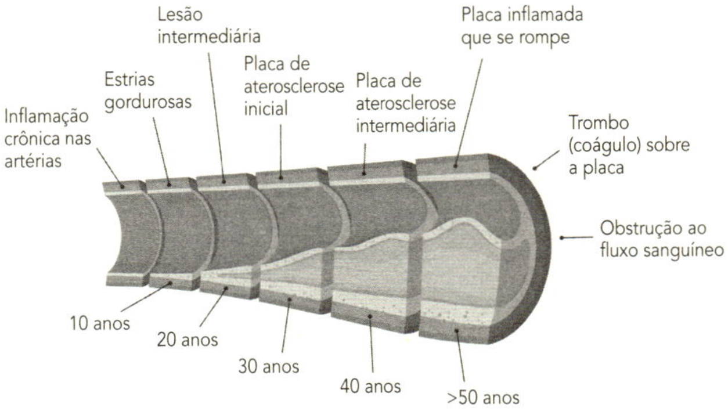

FORMAÇÃO DAS PLACAS DE ATEROSCLEROSE NO CORAÇÃO – O COLESTEROL NÃO É O ÚNICO VILÃO!

Esta pergunta é clássica: como se formam as placas de aterosclerose no coração? Mesmo médicos e profissionais da saúde têm dificuldade de entender não só os mecanismos de acordo com os quais isso ocorre, como também de que material elas são formadas. Pessoas leigas costumam imaginar que as placas são compostas da gordura fornecida predominantemente pela dieta, circulam pelo sangue e se acumulam nas artérias do mesmo modo que a sujeira se acumula no encanamento de um prédio.

Mas o grande problema da aterosclerose é que ela é uma doença classicamente crônico-degenerativa — ou seja, ocorre ao longo de anos, às vezes décadas. Seus mecanismos são complexos e são muitos os fatores de risco envolvidos: genética, tabagismo, obesidade, alterações do colesterol, hipertensão arterial, diabetes, doenças inflamatórias sistêmicas, como doenças autoimunes em atividade, HIV, doença renal crônica, entre outras. As causas são muitas, e em cada paciente há um mecanismo ou motivo predominante.

O consenso é de que a aterosclerose se inicia com um fenômeno que provoca uma alteração na camada mais interna das artérias e, a partir daí, células inflamatórias e partículas de LDL (*Low Density Lipoprotein*, o chamado "colesterol ruim") migram para a parede do vaso. Formam-se "estrias gordurosas", não detectadas por exames externos, com o indivíduo ainda jovem. Com o passar do tempo, processos inflamatórios de baixo grau, estimulados por sedentarismo, tabagismo, alcoolismo e uma alimentação ruim, rica em alimentos industrializados, gorduras saturadas e carboidratos de má qualidade — como açúcar refinado e farinha branca —, aumentam a migração de tais partículas para a parede desses vasos.

Aos poucos, a placa se forma com uma cápsula fibrosa, semelhante a um tecido cicatricial, mais externo, com um núcleo lipídico gorduroso interno. Quanto menor o tecido cicatricial e maior o núcleo gorduroso, maior o risco de a placa se romper e causar um infarto agudo do miocárdio ou um AVC. Conforme o processo inflamatório da placa diminui, sua cápsula fibrosa aumenta e o risco de ruptura se reduz, limitando o risco de infarto naquela placa, porém, ao mesmo tempo, ampliando o risco de uma angina, por exemplo.

O que entendemos disso é que o problema não está apenas no colesterol; ocorre que as lipoproteínas (as partículas que carregam o colesterol) participam de um processo inflamatório que se manifesta por todo o corpo, em especial nas artérias dos diversos órgãos.

Então, quando se opta por fazer atividade física e adotar uma dieta saudável, a prevenção é muito mais profunda, pois o que se almeja é mais do que simplesmente mudar o resultado do exame de sangue no colesterol. Uma dieta pode ser anti-inflamatória e alterar a anatomia da placa de aterosclerose, diminuindo muito o risco de infarto e de AVC.

QUAL É O TRATAMENTO DA ATEROSCLEROSE NO CORAÇÃO?

Existem duas perspectivas no tratamento da aterosclerose. A primeira leva em conta o paciente que apresenta uma placa de aterosclerose no coração, independentemente do tamanho. E a segunda considera o tratamento em si, ou seja, toma como premissa a existência das placas e a possibilidade de serem grandes e poderem causar isquemia, que vem a ser a falta de suprimento de sangue para o músculo cardíaco, geralmente resultante da obstrução da artéria, provocada por placa de aterosclerose ou coágulo.

19

Nesse caso, o tratamento envolve abordagem com angioplastia, cirurgia ou programas de reabilitação.

Com relação à primeira perspectiva, é importante dizer que, uma vez que o paciente apresenta alguma placa de aterosclerose no corpo, seu perfil de risco cardiovascular torna-se mais alto, ou seja, quem já possui a aterosclerose estabelecida no corpo enfrenta maior risco de infarto ou AVC. Nesse caso, é preciso transformar uma placa instável, ou seja, uma placa muito inflamada, em uma placa estável, com uma cápsula mais espessa, a fim de diminuir o risco de ruptura. Via de regra, o mecanismo de ruptura de uma placa de aterosclerose com a formação de um coágulo é o caminho mais comum para infartos e AVCS.

MODOS DE AVALIAR O GRAU DE ENTUPIMENTO DAS CORONÁRIAS

Existem vários métodos que permitem avaliar se uma placa de aterosclerose é grande ou pequena, mas o cateterismo cardíaco é o que se utiliza comumente. Esse procedimento consiste em acessar as artérias do coração com um cateter, que é inserido em uma artéria na virilha ou no punho; por meio dele, o médico injeta contraste enquanto filma com uma máquina de raio X o trajeto percorrido por essa substância dentro da artéria.

Geralmente, com base no resultado do cateterismo, o paciente tende a receber três diferentes propostas de tratamento:

1. *Tratamento clínico conservador:* prescrição de remédios e acompanhamento. Isso normalmente é sugerido quando a doença é muito leve e não tem indicação de desobstrução do fluxo ou, no outro extremo, quando a doença é tão grave que já não há mais possibilidade de desobstrução do fluxo por meio de cirurgia ou de angioplastia.

2. *Angioplastia*: desobstrução com *stent*, uma pequena armação, geralmente metálica, implantada via cateterismo para restaurar o fluxo cardíaco. Os *stents* atuam como um apoio para as paredes do vaso, mantendo-o aberto e impedindo a obstrução.

3. *Cirurgia de revascularização miocárdica*: mais conhecida como "ponte de safena ou mamária", é uma cirurgia mais invasiva, realizada com o paciente ligado a aparelhos de circulação extracorpórea. Nessa proposta de tratamento, o médico usa veias e artérias do paciente (não necessariamente a veia safena) para, de fato, construir uma ponte entre a aorta e as coronárias do paciente após o entupimento. A primeira, nossa principal artéria, parte do coração, enquanto as segundas são responsáveis pela irrigação desse órgão. Como resultado, cria-se um novo caminho para a irrigação do músculo cardíaco ou miocárdio. É um procedimento reservado para casos específicos, como a abordagem de todas as artérias do coração ou o tronco da coronária esquerda.

PROCEDIMENTOS QUE NÃO REDUZEM O RISCO DE INFARTO

Como a aterosclerose é uma doença inflamatória, e as placas que se rompem são justamente as inflamadas, tanto a angioplastia como a cirurgia de revascularização não atacam o problema em sua base: um estilo de vida ruim que promove inflamação no corpo e favorece o crescimento de placas de aterosclerose em diversos pontos.

É por isso que um paciente que trata um entupimento de coronária com angioplastia sem mudar drasticamente de estilo de vida e sem tomar os medicamentos prescritos pode ser acometido de novo por um infarto.

Você compreendeu os mecanismos que levam à formação da placa de aterosclerose? Se sim, concordará que o dr. Ornish está completamente correto em propor profundas mudanças de estilo de vida para os pacientes com essa condição. Hoje é consenso que, mesmo no paciente que já tem placas de aterosclerose estabelecidas pelo corpo, é enorme o benefício proporcionado pela reversão do sedentarismo como decorrência da introdução da atividade física orientada por profissional da área, com treinamento adequado, acompanhado da mudança profunda da dieta e da interrupção do uso do cigarro, no caso de fumantes. Também é consenso que, com o tratamento e a mudança do estilo de vida, os pacientes podem diminuir a área de isquemia do miocárdio e, conforme os estudos do dr. Ornish, sair da fila de cirurgia de revascularização.

Reitero: isso não é cura. Afinal de contas, a lesão já está instalada e os estudos de grande impacto demonstram reduções no tamanho da placa não muito superiores a 5% após anos de tratamento. Para mim, o que faz sentido nesse caso é lidar com o paciente como uma pessoa que tem aterosclerose.

Apesar dessa constatação extremamente técnica, vale chamar a atenção para a definição de saúde apresentada pela Organização Mundial da Saúde (oms): trata-se do bem-estar biológico, psicológico e social, isto é, o bem-estar do indivíduo como um todo. Há quem inclua nessa lista o bem-estar espiritual, com o que eu concordo.

Essa definição de saúde é muito ampla e está alinhada com a mudança do perfil epidemiológico dos pacientes no século xx. Hoje, vivemos rotinas implacáveis, cruéis, que impõem grande desgaste em todas as áreas presentes na definição: biológica, pelos motivos já expostos; psicológica, pelas novas rotinas de trabalho, por relações humanas eventualmente tóxicas (as redes sociais estão aí, para dar um exemplo); social, com rotinas que acabam por gerar muitas perdas no dia a dia (tais como a perda de horas no trânsito, infelicidade, problemas financeiros e espirituais); isso, por sua vez, pode levar uma pessoa a valorizar exageradamente o consumo e a abandonar a perspectiva de relacionamentos mais frutíferos. Também pode estar envolvido nesse desgaste um aspecto religioso, segundo aquilo em que cada um acredita, com a falta de perspectiva de uma dimensão eterna do ser e da vida. Tudo isso compõe as mazelas que assolam a humanidade e a sequência de eventos que as acarretam se materializa em doenças, seja qual for o nome que se dê a elas.

Fica claro, então, que, para pensar em cura, não basta olhar para os aspectos biológicos envolvidos. É preciso olhar para além disso, ou seja, compreender a perspectiva de vida do paciente, seus valores, crenças, medos — enfim, temos de entender que a história da doença é mais que simplesmente a sequência pela qual os sintomas se estabeleceram e se manifestaram, é trazer à tona toda a história de vida que resultou na doença.

Foi por isso que escolhi como título deste livro a expressão "viva a sua cura": porque, se até hoje você viveu a doença, dia após dia, cultivando um estilo de vida ruim e desfavorável, será dia após dia, escolha após escolha que você vai viver a sua cura!

Isso não deve ser visto em termos de fazer desaparecer a placa de aterosclerose das suas artérias ou fazer desaparecer um tumor; trata-se de viver muito mais e melhor do que antes. Tampouco tem a ver com a interrupção do uso das medicações, mas sim com o desejo de ser mais feliz, de ter um propósito na vida e, se isso for possível, reverter as lesões orgânicas.

Como olhar para um executivo obeso e estressado e não pensar na sua rotina e, também, na maneira como o alimento e sua dinâmica familiar podem ajudar em seu tratamento? É igualmente impossível desprezar a rotina de uma mãe com picos de pressão alta por ansiedade e depressão, por trabalhar demais em uma jornada contínua ou por se preocupar em excesso com os filhos, por exemplo. Ou a do trabalhador de classe média, submetido a uma carga de estresse maior do que a que consegue suportar; porém, sua situação financeira não permite que ele abra mão do emprego que tem destruído sua vida em silêncio. Qualquer uma dessas pessoas pode desenvolver crises de arritmia, hipertensão e eventualmente uma angina. Certamente, tratamento e remédios terão de ser prescritos, mas volto a afirmar que a base da doença não é biológica, apenas. Cabe ao médico identificar as situações que estão agravando o problema, atuar como maestro de uma equipe multiprofissional e ajudar o paciente a viver a cada dia a própria cura.

Cada história que vou contar neste livro, inclusive a minha, são provas de situações de cura por aumento da quantidade e da qualidade de **vida** no dia a dia dessas pessoas. Várias continuam com suas medicações, não poderia ser diferente, no entanto, são muito mais felizes porque passaram por um processo de cura de um modo até hoje pouco explorado.

Siga comigo no próximo capítulo e você entenderá que esse processo de cura tem início antes de a doença aparecer.

2. A Medicina de Estilo de Vida: Quando a cura começa antes da doença

Eu ainda estava fazendo a residência de cardiologia, quando, numa tarde, me sentei na enfermaria da Unicamp para observar o perfil dos pacientes. Pode parecer estranho, mas, em um hospital ou em uma enfermaria, a ocorrência das doenças vem em ondas. Há fases em que temos valvopatas, aqueles pacientes com doenças nas válvulas do coração, e outras em que predominam os casos de insuficiência cardíaca; naqueles dias, estávamos na fase dos infartados. Por alguns instantes parei para observar quem eram eles, quais eram os discursos, olhares, medos que apresentavam. Percebi que havia um padrão. De um modo ou de outro, os pacientes, em sua maioria, eram homens de meia-idade, com obesidade abdominal relevante — isso é um eufemismo para "barrigudos". Cerca de metade deles fumava e praticamente todos eram "boa-praça", sorridentes e brincalhões, razão pela qual era comum ver uma rodinha de pacientes jogando dominó nas tardes e noites passadas no hospital.

Outro ponto em que reparei foi que, quando esses pacientes voltavam para as consultas de ambulatório, imediatamente após o infarto, viviam com medo por algum período e tentavam "entrar na linha". Porém, cerca de um ano após a internação, o medo deixava de existir, e eles voltavam para a alimentação ruim, sem nenhuma ou pouca atividade física. Aproximadamente 20% dos que fumavam tentaram diminuir o consumo de cigarro, mas a maioria manteve o vício.

O QUE É UM INFARTO?

Todo mundo já ouviu falar de infarto, ou ataque cardíaco, mas você sabe com exatidão o que é isso?

Chamamos de infarto a necrose, ou seja, a morte, de uma parte do miocárdio causada pela falta de irrigação sanguínea. Muitos fatores, em geral acumulados ao longo de anos, levam ao infarto, mas sua ocorrência normalmente está relacionada às placas de gordura que se depositam nas artérias — ou seja, a aterosclerose.

A falta de irrigação do músculo pode acontecer por dois mecanismos distintos: pela obstrução do fluxo de sangue em virtude do tamanho da placa de gordura e pela obstrução do fluxo de sangue causada por ruptura da placa. No primeiro caso, a placa fica grande o suficiente para impedir o fluxo de sangue e ocorre uma isquemia. Em cada órgão ela se manifesta de uma maneira diferente: no coração, a mais comum é a angina, que é a dor no peito, típica, em aperto, que pode se espalhar para o pescoço e para o braço esquerdo. Nas pernas, o mais comum é a claudicação intermitente, uma dor nas pernas percebida quando a pessoa anda, mas que melhora com a interrupção do movimento. Há também, no intestino, a isquemia mesentérica crônica, que vem a ser uma dor de cólica muito forte logo depois de alimentar-se. No cérebro, tem-se o acidente isquêmico transitório, manifestado como um AVC, mas cuja reversão se dá em poucas horas.

No segundo caso, a cápsula fibrosa da placa se rompe e sobre ela se forma um coágulo. Isso acontece quando o processo de disfunção endotelial/inflamação está bastante descompensado. Quando a placa inflamada está no coração, tem-se o infarto agudo do miocárdio (IAM); quando ocorre no cérebro, o que se verifica é um dos mecanismos de AVC; no intestino, como no caso anterior, temos uma isquemia mesentérica aguda; e nas pernas, uma oclusão arterial aguda. Todas essas doenças são muito graves e precisam de atendimento urgente.

A angina muitas vezes pode ser confundida com o infarto. Quando há necrose do músculo cardíaco, classifica-se a ocorrência como infarto agudo do miocárdio, e quando há isquemia e dor, mas não há necrose, tem-se, então, a angina.

O infarto não gerou nesses pacientes medo suficiente para impulsionar uma melhora no comportamento. Lembro-me de um paciente que sofreu um infarto bem grande. Ele era obeso, diabético, jovem, não tinha mais do que 45 anos de idade. Saiu do hospital com um *stent* no coração e posteriormente me procurou no consultório. Passei para ele uma série de orientações que objetivavam promover melhorias no estilo de vida com abordagens assertivas, dicas, dietas, receitas de pratos saudáveis, contatos de bons profissionais. Como era um jovem, simpático, de cabeça boa, eu realmente acreditava que o tratamento seria bem-sucedido. Mas ele não retornou. Confesso que na correria do dia a dia só fui lembrar disso alguns meses depois.

Diabetes é uma doença que avança no mundo ocidental como uma epidemia avassaladora e silenciosa. Tende a acompanhar a obesidade, pois, na maioria dos casos, em especial naqueles de diabetes tipo 2, seu mecanismo nasce na síndrome metabólica (confira as pp. 43-5).

O aumento da gordura abdominal, associado à esteatose hepática (gordura no fígado), favorece o fenômeno da resistência à insulina, que ocorre basicamente quando os triglicérides avançam em um nível (e em cada paciente o valor é diferente) que atrapalha o funcionamento da insulina produzida pelo pâncreas. Isso acarreta, no decorrer de meses e anos, uma sobrecarga do pâncreas, a ponto de em algum momento esse desequilíbrio causar o diabetes 2.

Existem várias classificações para essa doença, e a mais comum é a que divide os pacientes em tipos 1 ou 2. Os do tipo 1 desenvolvem anticorpos contra o pâncreas, em uma reação imunológica que faz com que a secreção de insulina seja interrompida, provocando o diabetes. É a forma mais comum em jovens. Já o tipo 2, verificado em obesos e idosos, tem como principal mecanismo a resistência à insulina.

O telefone tocou no consultório em uma segunda-feira, às sete da manhã. Era ele. Ligou de dentro do hospital solicitando a minha presença; estava internado na Unidade Coronariana depois de ter sentido uma dor no peito. O colega de plantão prescreveu um cateterismo cardíaco. Uma pergunta não saía da minha mente: "Por onde esse paciente andou?". Era o segundo IAM, mais uma vez grande.

Durante a conversa com ele, não o julguei; concordei com o cateterismo e foi necessária mais uma angioplastia, a segunda em oito meses. Foi dada alta no dia seguinte. O paciente tinha diabetes mal controlado e provavelmente não fazia dieta, uma vez que havia ganhado peso. Saindo do hospital, passou por uma consulta na minha clínica. Solicitei exames para reiniciarmos o tratamento de prevenção secundária e tentar evitar um terceiro infarto. Reforcei a importância de realizar mudanças no seu estilo de vida. De novo, ele sumiu — até que, cerca de seis meses mais tarde, o telefone toca: mais uma internação, agora na UTI, por conta de mais um infarto. O terceiro em pouco mais de um ano. Só que dessa vez o susto foi suficiente para que ele aceitasse a necessidade de fazer uma mudança profunda no estilo de vida. Os efeitos positivos vieram rápido e hoje ele está feliz e grato por ter alcançado um resultado tão positivo em tão pouco tempo.

Como médico, é impossível não pensar que alguma coisa está errada. A sociedade está desconectada da medicina e vice-versa. O meu desafio pessoal nesse contexto é tentar entender o que está acontecendo e buscar soluções para salvar mais vidas. É por isso que precisamos saber o que mais mata as pessoas e o que mais tira a qualidade de vida delas.

A análise dos dados fornecidos pela OMS[1] permite perceber que, no século XXI, a chamada doença isquêmica do coração (que reúne infarto agudo do miocárdio, angina instável e estável e cardiomiopatia isquêmica, ou seja, todas as formas de manifestação clínica da aterosclerose no coração) continua em primeiro lugar entre todas as causas de morte no mundo. Em 2000, ela já era a principal causa de óbito, responsável por cerca de 7% das mortes, seguida de AVC, com cerca de 5%. Na sequência, aparecem pneumonia, doença pulmonar obstrutiva crônica (DPOC), diarreia, tuberculose e aids. Em 2016, houve mudança nesse perfil, embora algumas semelhanças tenham se mantido. É o que se mostra no quadro a seguir.

PRINCIPAIS CAUSAS DE MORTE NO MUNDO, SEGUNDO A OMS

2000	2016
1. Doença isquêmica do coração	1. Doença isquêmica do coração
2. AVC	2. AVC
3. Pneumonia	3. DPOC
4. DPOC	4. Pneumonia
5. Diarreia	5. Demência
6. Tuberculose	6. Câncer de pulmão e vias aéreas
7. Aids	7. Diabetes

FONTE: Organização Pan-Americana da Saúde. Disponível em: <https://www.paho.org/bra/index.php?option=com_content&view=article&id=5638:10-principais-causas-de-morte-no-mundo&Itemid=0>. Acesso em: 28 nov. 2020.

MUDANÇA NAS CAUSAS DE MORTE PRECOCE NO MUNDO ENTRE 1990 E 2017

1990	2017
1. Doenças neonatais	1. Doenças isquêmicas do coração
2. Pneumonia	2. Doenças neonatais
3. Diarreia	3. AVC
4. Doenças isquêmicas do coração	4. Pneumonia
5. AVC	5. Diarreia
6. Doenças congênitas	6. Acidentes de carro
7. Tuberculose	7. DPOC
8. Acidentes de carro	8. HIV/Aids
9. Sarampo	9. Doenças congênitas
10. Malária	10. Malária
11. DPOC	11. Tuberculose
19. HIV/Aids	39. Sarampo

FONTE: Global Burden of Disease 2017. Disponível em: <http://ghdx.healthdata.org/gbd-2017>. Acesso em: 28 nov. 2020.

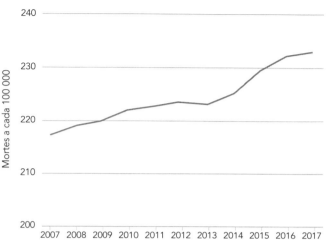

FONTE: Global Burden of Disease 2017. Disponível em: <http://ghdx.healthdata.org/gbd-2017>. Acesso em: 29 nov. 2020.

Por meio dos dados da tabela a seguir, verifica-se que as doenças transmissíveis, como diarreia e tuberculose, estão mais concentradas nos países mais pobres, ao passo que as Doenças Crônicas Não Transmissíveis (DCNT) aumentam progressivamente sua participação na causa da morte da população mundial em países de média e alta rendas. No mundo, as DCNT já são responsáveis por 71% das mortes, e essas doenças têm algo em comum: elas são causadas pelo estilo de vida das pessoas.

CAUSAS DE MORTE PRECOCE E INCAPACIDADE EM PAÍSES DE BAIXO E ALTO ÍNDICE DE DESENVOLVIMENTO (2017)

Países com baixo índice de desenvolvimento	Países com alto índice de desenvolvimento
1. Doenças neonatais	1. Doenças isquêmicas do coração
2. Pneumonia	2. Dor lombar
3. Diarreia	3. AVC
4. Malária	4. Câncer de pulmão
5. Doenças congênitas	5. DPOC
6. Doença isquêmica do coração	6. Diabetes
7. Tuberculose	7. Doença de Alzheimer
8. HIV/Aids	8. Cefaleias (dores de cabeça)
9. DPOC	9. Quedas
10. AVC	10. Abuso de drogas

FONTE: Global Burden of Disease 2017. Disponível em: <http://ghdx.healthdata.org/gbd-2017>. Acesso em: 29 nov. 2020.

Os pacientes da enfermaria de cardiologia voltam a se internar na grande maioria dos casos por uma causa simples: não conseguem deixar de lado o estilo de vida com que estão acostumados, o que faz deles pessoas condenadas a viver menos e a usufruir pior qualidade de vida.

Todos querem *ser curados*, contudo não entendem que precisam *viver a própria cura*. Como o principal agente de sua cura, sua saúde está em suas mãos. Na hora do infarto, na hora da cirurgia, o paciente está nas mãos do médico e da equipe de saúde; porém, em todos os outros momentos, antes e depois da realização da intervenção, suas escolhas serão responsáveis por definir se você vai encontrar a *cura* ou enfrentar uma *doença*.

É verdade que o avanço da tecnologia e a descoberta de novos medicamentos podem aumentar o tempo de vida dos pacientes, ainda que, em muitos casos, o aumento do tempo de vida será acompanhado de muito sofrimento, o que ninguém quer para si.

Isso causa em mim grande angústia. É difícil perceber um mecanismo negativo predominando no inconsciente coletivo, com um contingente enorme de pessoas caminhando compulsivamente para um desfecho negativo sem ao menos cogitar a possibilidade de mudança. Jovens se deparam com a morte em nome da carreira, homens e mulheres com menos de cinquenta anos de idade lidam com problemas no coração e, para combater isso, tomam muitos comprimidos ao dia. Para agravar, percebemos que os motivos do problema estão em coisas que poderiam ser mudadas e proporcionariam um ganho impressionante! Exemplos podem ser dados pelas relações interpessoais negativas, pelo gerenciamento deficiente do estresse, entre outros fatores.

Uma pessoa que passa mais de cinco horas por dia se deslocando até o trabalho, onde é constantemente pressionada, terá somente um desejo quando chegar em casa da volta do trabalho: dormir as poucas e insuficientes cinco ou seis horas de sono. Exausta, ela não conseguirá fazer as melhores escolhas alimentares nem pensar que o estilo de vida que adota em decorrência do trabalho está prejudicando sua saúde. Na prática, ela está vendendo ao empregador a sua saúde. Essa relação trabalhista é na verdade uma relação mercantil em que a empresa desfruta do potencial do funcionário, que, por sua vez, vende sua qualidade de vida.

Foi nessa busca por tentar compreender meus pacientes a fim de ajudá-los que mudei minha abordagem no consultório. *A solução era mais conversa e menos remédio.* Eu precisava de mais tempo com o paciente, mais retornos dele ao consultório, nem que fosse para conversarmos um pouco, e isso significaria menos comprimidos ao dia. Causava mais impacto o meu próprio exemplo de emagrecimento do que uma bronca bem dada, do que as tentativas de assustar, cuja eficácia era muito menor do que tentar inspirá-lo para viver uma vida melhor. O medo afasta, a inspiração e a esperança aproximam.

Assim, pouco tempo depois, tive a felicidade de conhecer o conceito de Medicina de Estilo de Vida (MEV), uma visão ampla no tocante à abordagem dos problemas baseada na integralidade do paciente, com o objetivo claro de, por meio de técnicas específicas, propor mudanças reais e cientificamente comprovadas durante a conversa com o paciente.

Na MEV, o médico não está acima do paciente — está ao seu lado. E as técnicas aplicadas levam o paciente a se sentir motivado a mudar. Ajudá-lo a modificar a compreensão acerca de sua saúde pode fazer crescer sua autoestima e sua autoconfiança, de modo que se torne protagonista da própria cura.

As histórias que conto neste livro buscam fazer você entender como se faz para viver a própria cura a partir da mudança no seu pensamento. Alguns pacientes que contaram com minha orientação nesse processo não estão libertos da necessidade de tomar remédios todos os dias, porém, eles conseguiram dar um novo significado a sua vida e encontrar força e apoio naquilo que chamamos de Pilares da MEV. São elementos fundamentais que integram a saúde de qualquer ser humano e que podem trazer a verdadeira cura para o paciente no contexto das doenças crônicas não transmissíveis.

Em outras palavras, a MEV ajuda o paciente a enxergar a vida de um jeito diferente. Pode ser aplicada àqueles que precisam superar a doença, para os que sonham com um milagre ou para quem acha que não é mais possível conviver com a doença. Baseia-se em seis pilares considerados fundamentais para uma vida saudável. São eles: alimentação saudável, atividade física, sono, manejo do estresse, relações sociais e abandono de substâncias tóxicas.

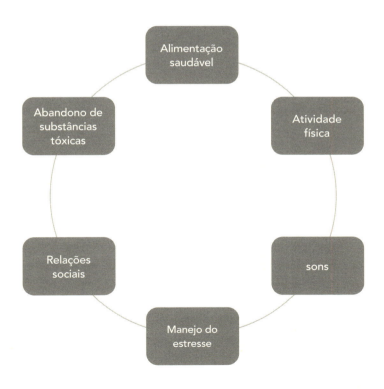

CONTROLANDO A PRESSÃO ALTA SEM REMÉDIOS

Toda vez que prescrevo um medicamento anti-hipertensivo, o paciente tende a perguntar: "Esse remédio é para sempre, doutor?". Ao longo de minha formação, fui doutrinado a responder que "sim". Mas, durante a residência médica, ao estudar as diretrizes brasileiras de hipertensão, um quadro chamou minha atenção, indicativo das medidas denominadas "não farmacológicas" para o controle da hipertensão, a saber: controle do consumo de sal, perda de peso, atividade física regular, interrupção do uso do cigarro, moderação no consumo de álcool, controle do estresse e adoção de uma dieta específica, a chamada dieta DASH. Achei estranho que esse era um tema pouco comentado no meio em que eu estudava. Tínhamos um ambulatório de hipertensão amplo, grande em número de pacientes, de casos variados, dos mais simples aos mais complexos, e uma equipe multiprofissional. No entanto, a equipe se falava muito pouco, os médicos se comportavam como se no ambulatório só se pudesse cuidar dos pacientes com remédios e exames, sem dar atenção a todo o resto. Pode parecer chocante descrever aquele ambiente desse modo, mas essas são as palavras que mais se adéquam ao inconsciente coletivo daquele grupo de médicos residentes.

Em congressos de cardiologia que não são promovidos especificamente pelo Departamento de Hipertensão da Sociedade Brasileira de Cardiologia (SBC), são poucas as discussões acerca da possibilidade de retirada de remédios dos pacientes. Discute-se muito o momento em que eles devem ser introduzidos, mas não quando suspendê-los ou como ajudar o paciente a adotar atitudes saudáveis para ter condições de gradativamente cessar o uso dos remédios.

36

O fato é que aquele quadro nunca saiu da minha mente e, pouco tempo depois do término da residência em cardiologia, eu mudei meu estilo de vida e percebi que havia descoberto o caminho no meio de uma selva de dúvidas para conduzir meus pacientes à verdadeira vida saudável. Foi em meio a todas essas mudanças que recebi em meu consultório recém-inaugurado uma colega pediatra e hipertensa. Jovem, ela usava anti-hipertensivo havia anos e, após iniciar os treinos de corrida, estava passando mal, sofrendo com pressão baixa.

O caso dela me fez perceber que tudo fazia sentido! O que estava acontecendo no corpo daquela colega era precisamente o que estava escrito nas Diretrizes por todos desprezadas: com a corrida, ela reverteu o processo de hipertensão e a medicação havia se tornado desnecessária.

Documentamos tudo. Suspendi os remédios, realizamos o Monitoramento Ambulatorial da Pressão Arterial de 24 horas, conhecido como MAPA, que consiste em um aparelho colocado no paciente para medir a pressão arterial a cada quinze minutos ao longo de um dia inteiro e que, ao final, fornece um gráfico bastante rico em informações.

Foi com esse caso que comecei a trabalhar meus pacientes. Depois daquele dia, minha conversa com eles mudou. Quando inicio a prescrição de anti-hipertensivo, explico que esse remédio será para sempre "apenas se" o paciente não adotar as medidas de estilo de vida que são fundamentais para o controle da hipertensão e de toda a saúde.

A DIETA DO HIPERTENSO

A sigla DASH significa *Dietary Approach to Stop Hypertension* ou, em português, Abordagem Dietética para Interromper a Hipertensão. É uma adaptação da dieta mediterrânea, consagrada por inúmeros estudos científicos por reduzir o risco cardiovascular dos pacientes.

A dieta mediterrânea é rica em vegetais, frutos do mar e gorduras poli-insaturadas, como o azeite de oliva, e prescreve um estilo de vida ativo. A dieta DASH, por outro lado, caracteriza-se por enfatizar alimentos ricos em cálcio, potássio e magnésio, como frutas, sementes e fibras, e uma alimentação pobre em gorduras, com derivados do leite apenas desnatados.

Do ponto de vista prático, é recomendado evitar ao máximo o uso de carboidratos refinados, como farinha branca e açúcar refinado, além de privilegiar o consumo de vegetais integrais em todas as suas formas, adequar o consumo de carnes, principalmente reduzindo o consumo das vermelhas, e usar a água como principal bebida. Essas pequenas dicas, se levadas a sério, podem produzir resultados extraordinários em poucos dias.

A experiência com a minha colega médica permitiu que eu conduzisse dezenas de pacientes a abandonar os remédios de pressão alta. Alguns deles já os usavam havia mais de quinze anos. Mesmo mulheres após a menopausa, que é uma fase crítica, conseguem resultados bastante interessantes, quando já acreditavam que não poderiam se libertar da escravidão dos remédios.

Qual é o segredo? Despertar inspiração e fé em um coração indignado. Tudo começa com a percepção, pelo paciente, de que a tônica do seu tratamento se concentrou nos remédios. Esse é o primeiro passo: o dia em que a pessoa percebe que há algo de errado com a quantidade crescente de comprimidos sem nenhuma perspectiva de melhora. Essa percepção e a indignação dela decorrente podem acontecer no momento de pagar pelos remédios na farmácia, pode ser em uma manhã com a xícara de café em uma mão e os comprimidos na outra... Enfim, cada um tem seu tempo de despertar, seu tempo para viver essa indignação boa. Também existe a possibilidade de a maior parte dessas pessoas nunca sentir essa indignação, não ter o insight que as fará decidir mudar e, por isso, seguirão escravas dos remédios.

O segundo passo é buscar orientação com um profissional experiente. Eu seria injusto com os leitores e com colegas médicos se dissesse que essa capacidade de orientar os pacientes é exclusividade minha. Jamais poderia afirmar isso.

De todo modo, é em momentos assim que percebemos, infelizmente, que a formação médica ainda é muito limitada no Brasil. A sociedade desejaria ingerir cada vez menos remédios caso fosse informada de que há opções. E, cada vez mais, a comunidade médica geral se afasta da sociedade quando se apega à prescrição de medicamentos como principal abordagem.

PASSOS PRÁTICOS PARA TRATAR A PRESSÃO ALTA SEM REMÉDIOS

- Introduza o hábito de atividades físicas rotineiras: no mínimo, 150 minutos de exercícios moderados por semana.
- Emagreça. Existe correlação entre peso perdido e redução da pressão arterial.
- Siga a dieta DASH. Lembre-se de que essa dieta pode reduzir a pressão arterial independentemente da perda de peso.
- Pare de fumar.
- Modere o consumo de álcool.
- Trabalhe o controle do estresse, seja com meditação, *mindfulness*, ioga ou técnicas respiratórias de controle do estresse e psicoterapia.

3. Quando me tornei um médico paciente

O que é mais importante: sucesso profissional ou vida plena e saudável? Seria possível conciliar uma vida saudável com as ambições de um jovem estudante de medicina profundamente concentrado e seriamente comprometido com seu futuro? Como convencer esse jovem a separar 150 minutos de sua semana para a prática de atividade física, estando ele no vigor dos seus dezessete anos, no mês de agosto do ano em que prestará vestibular?

Essas perguntas continuam presentes em minha mente por um motivo muito simples: por mais de uma década eu não dei ouvidos a nenhuma pessoa que tentasse me convencer de que eu estava errado em seguir meus instintos, digamos, juvenis. Discordar do meu estilo de vida à época parecia ser uma tentativa pretensamente protecionista de desviar o meu olhar dos objetivos que eram muito caros para mim. Hoje, quase vinte anos depois, e com uma carreira em ascensão, vejo que eu estava completamente enganado. Mas fiz mudanças!

Como cardiologista, cuido de pacientes que ao longo da vida insistiram em práticas e hábitos equivocados, os quais acarretaram problemas sérios como resultado, de maneira que não conseguiam ver que o que consideravam certo estava lhes causando mal. Doenças graves, sérias, nem sempre são originadas por herança genética ou por maus hábitos. Como exemplo, eu poderia afirmar que os casos de insuficiência cardíaca pós--infarto e de impotência sexual, em sua maioria, começam a ser cultivados ainda na infância, aparentemente sem ter relação com questões e sintomas posteriores, uma vez que esses problemas são vasculares — em ambos, os fatores de risco para aterosclerose são as causas.

Eu estava nesse caminho errado. Cultivava muitas das sementes enganosas, e, quando elas começaram a germinar, tive a grata oportunidade de rever tudo o que estava errado na minha vida, começando pelos meus hábitos.

Uma mudança acontece na conjunção de eventos que começam com uma lesão por esforço repetitivo. Como ecocardiografista recém-formado no ano de 2012, eu tinha a ânsia de trabalhar bastante, como todo jovem médico recém-egresso da residência. O exame de ecocardiograma é realizado por um cardiologista que se especializa em captar imagens do coração do paciente com um aparelho de ultrassom. O exame é realizado com o paciente deitado, e com o cotovelo do médico apoiado na maca enquanto move o transdutor (aquela parte do aparelho que toca a pele do paciente) para encontrar as imagens necessárias para a conclusão diagnóstica. Quando se repete essa posição várias vezes ao dia, por meses e anos, forma-se uma sobrecarga no ombro do profissional, por isso recomenda-se que todo médico ecocardiografista faça exercícios para prevenir dores crônicas e sempre se orienta ter cautela quanto ao volume de trabalho, justamente pelo fato de esse problema limitar a atividade profissional. Porém, no meu caso a jovialidade e o vigor da idade toleravam, ao menos temporariamente, a intensidade da rotina que eu mantinha, com a realização de muitos exames todos os dias. Porém, não demorou para o corpo cobrar seu preço. As consequências foram fortes dores no ombro esquerdo, comuns aos especialistas da área que ultrapassam os limites.

Meus professores haviam deixado clara a necessidade de todo ecocardiografista fazer musculação regularmente a fim de prevenir as dores no ombro. A posição exigida para a execução do exame é antiergonômica; contudo, pelos motivos de sempre, aqueles que todos usamos como desculpas, a prática da musculação durava somente o tempo necessário para a dor passar. Poucas semanas depois, a assiduidade na sala de musculação diminuía até a completa desistência. Esta também durava até a próxima crise de dor, quando então eu voltava a frequentar a academia.

Houve um mês de fevereiro em que as coisas se desenrolaram de um jeito diferente. As dores vieram muito fortes em dezembro do ano anterior. Havia muito tempo que eu estava sem ir a uma academia; estava protelando demais. O pequeno alívio proporcionado pelo recesso de festas de fim de ano e pelo Carnaval não foram suficientes e eu precisava de anti-inflamatórios diariamente para aliviar a dor e conseguir trabalhar. As agendas estavam lotadas de pacientes complexos, que exigiam o emprego de muita força com o braço para obter um diagnóstico preciso. Em meio a essas dores, por acaso, resolvi fazer um check-up e colhi exames de sangue simples. Ao abrir o envelope, levei um susto! A taxa de triglicérides no sangue, que já estava alta, reflexo do meu descuido, mostrava 600 mg/dL, quando o normal é estar abaixo de 150 mg/dL.

Eu estava obeso, era sedentário, vivia estressado e sobrecarregado, sentia dores — enfim, meu quadro era péssimo. A bomba-relógio estava armada. À minha volta rondava o processo de instalação de outra doença além da LER, uma doença que eu identificava com facilidade nos outros, pois tratava pacientes com ela frequentemente: a síndrome metabólica, doença silenciosa e traiçoeira, que é um sério fator de risco para o IAM, porque ela é a base para outras doenças, como diabetes tipo 2, hipertensão arterial, dislipidemia (alterações de colesterol) e esteatose hepática, que pode evoluir para a cirrose hepática.

Muitas pessoas conhecem a obesidade, mas poucas sabem o que vem a ser a síndrome metabólica, que tende a ser até mais comum.

A síndrome metabólica se manifesta por acúmulo de gordura abdominal (com aumento da circunferência abdominal), aumento dos triglicérides, redução do HDL e propensão à alteração no metabolismo da glicose, seja com diabetes já manifesto, seja com o pré-diabetes e o aumento da pressão arterial.

É bem comum pacientes com o seguinte perfil: homem jovem, na casa dos trinta anos, sem antecedentes de doenças, com aumento da circunferência abdominal, gordura no fígado, aumento da insulina e dos triglicérides. Eis a *síndrome metabólica*.

A figura a seguir mostra o perfil clássico do paciente com essa síndrome. Você conhece alguém com essas características?

Figura 2. Síndrome metabólica

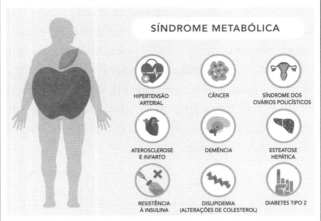

Observe que na imagem aparece uma maçã, fruta que é maior na parte central, em uma analogia com o acúmulo de gordura abdominal no paciente com síndrome metabólica. Trata-se de um contraste com a figura da pera, comumente usada para representar acúmulo de gordura no corpo das mulheres, que em geral se dá no quadril. A gordura acumulada no abdome é mais tóxica que a acumulada no quadril.

A síndrome metabólica preocupa muito porque o risco cardiovascular do paciente aumenta demais, ou seja, ele tem muito mais risco de ter alterações de colesterol e triglicérides, diabetes (com todas as suas complicações de longo prazo), infarto, AVC, doenças gordurosas do fígado (das quais a mais comum é a esteatose hepática). Com frequência, esses pacientes apresentam dieta ruim, sedentarismo e estresse e vivem todas as dificuldades decorrentes dessa condição.

Há também uma correlação importante da síndrome metabólica com outras doenças que têm como base o estresse oxidativo crônico (trata-se das substâncias produzidas pelo corpo para matar o agente invasor e nos defender), resultante de uma inflamação crônica. Falo das síndromes demenciais e dos cânceres. De maneira geral, essas doenças entram no grupo das DCNT e apresentam correlação com o sedentarismo e com a alimentação com padrão ocidental, que é rica em carboidratos refinados, gorduras saturadas, sódio e tantos outros aditivos focados apenas no hipersabor, sem valor nutricional e com grande capacidade de induzir inflamação nas células.

Outra doença igualmente correlacionada com a síndrome metabólica é a síndrome dos ovários policísticos, uma disfunção endócrina comum em mulheres com sobrepeso cuja característica mais marcante é o aumento da resistência à insulina. Essas mulheres apresentam propensão ao ganho de peso e desregulação dos hormônios sexuais, fatores que podem causar infertilidade.

Todo esse quadro tem profunda relação com um estilo de vida ruim, com o consumo de alimentos de má qualidade, sedentarismo e grande quantidade de estresse. São muitos os relatos na literatura médica mundial sobre a capacidade de uma mudança profunda de estilo de vida ser capaz de reverter completamente o quadro clínico da síndrome metabólica, prevenindo as doenças crônico-degenerativas que tanto dano causam à população.

A verdade estava diante de mim, caro leitor: dos 72 kg de peso que eu tinha quando entrei na faculdade, em 2001, estava com 105 kg, em fevereiro de 2014. A reboque, problemas ortopédicos, resistência insulínica e esteatose hepática acentuada, e eu só tinha 31 anos! Minhas emoções misturavam-se com a vergonha diante dos meus pacientes, dos meus pais e dos demais familiares, da esposa, do filho (na ocasião, meu segundo filho não tinha nascido). Senti medo e indignação. Se a dor crônica no ombro já era um bom argumento para a retomada da atividade física, com aqueles níveis de anormalidades nos exames de sangue, eu tinha motivos suficientes para começar a me mexer.

Mas como eu, que sempre amei cuidar das pessoas, cheguei àquele nível? Logo eu, que me preocupava em salvar vidas, precisava salvar minha própria vida! Os conflitos não paravam aí: como me descuidei a ponto de permitir tais problemas com minha saúde? Como se comporta ao longo do tempo uma pessoa que não se cuida? Como se constrói uma síndrome metabólica clássica?

No meu caso, a resposta a essa pergunta remonta às décadas de 1980 e 1990. Toda doença tem sua história e, como toda obesidade, a minha foi construída em um contexto complexo, porém comum entre as famílias brasileiras.

Um dos problemas dos tratamentos para a obesidade é que os médicos costumam desconsiderar a trilha percorrida pelo obeso até chegar a essa condição. Ao ignorar essa história, desprezamos os principais possíveis caminhos capazes de levar à solução. Acredito que a base da solução está na história da pessoa; há pistas que ajudam a solucionar a complexidade quando ela é identificada ou quando tomamos consciência da sua presença.

Ao retornar aos acontecimentos da minha vida nos anos 1980 e 1990, pude enxergar uma infância vivida segundo os moldes antigos. Brincadeiras no quintal, algumas saídas à rua, mas sempre com variedade de movimentos e atividade física. Acredito que a minha geração foi a primeira a ter acesso mais fácil e farto aos alimentos industrializados como base da alimentação. Achocolatados em caixinhas, achocolatados em pó e **chocolate**, este último com um papel especial no contexto que descrevi. A ingestão de muito carboidrato de baixa qualidade, a presença de corante em excesso e a fartura de gorduras saturadas eram compensadas com muita energia gasta por um metabolismo acelerado e bastante movimento.

Nessa história de construção de preferências alimentares, há questões profundas que remetem à construção emocional, como os deliciosos bolos feitos por minha mãe e os chocolates que eu ganhava do meu avô. De um lado, carinho, mas, do outro, um acúmulo daquilo que considero um passivo de maus hábitos alimentares. E a culpa não era dos meus pais ou dos meus avós. Como não considerar o padrão alimentar oferecido nas cantinas escolares da década de 1990? Frituras à vontade, bebidas açucaradas sem nenhuma preocupação com uma nutrição de qualidade para as crianças.

Com o passar dos anos, a carga horária dos alunos aumentou, mas a boa e velha lancheira passou a ser motivo de vergonha, e a exposição à alimentação oferecida nas cantinas contribuiu substancialmente para o consequente superávit calórico. Adicione-se a isso o fato de que hoje as escolas desobrigam a participação dos alunos nas aulas de educação física, com um ensino voltado apenas para o conteúdo científico. Ao ser encorajado pelo sonho de ser médico, abandonei a prática da natação aos catorze anos para aumentar a carga de estudos e me preparar para a faculdade de medicina. Aos quinze, abandonei a educação física da escola visando ter mais tempo para estudar. O objetivo foi atingido. Entrei na Faculdade de Medicina de Marília aos dezessete anos, mas aí os efeitos colaterais começaram a aparecer.

Aos dezessete anos, me vi morando num apartamento minúsculo de menos de 20 m^2 a 500 km de distância da minha família, e eu precisava fazer minhas próprias escolhas. Os exemplos trazidos da infância foram importantes, porque, na fase que eu estava vivendo, as escolhas eram feitas considerando a nova cultura que me cercava, ou seja, baseada nos exemplos do mundo à minha volta, em conflito com as experiências anteriores.

E eu estava despreparado para fazer as melhores escolhas no campo dos hábitos de vida. Sem empurrar a responsabilidade para nenhuma outra pessoa, o dilema a ser superado era: se eu não tinha o hábito de comer salada antes, por que experimentaria algum tipo de vegetal na nova fase da vida? Fui aprender a comer salada apenas quando passei pela enfermaria de cardiologia da Unicamp, já como residente, muitos anos depois!

Naquele momento, porém, egresso do seio familiar, longe de casa, fazia sentido (emocional) buscar o abraço maternal nos bolos de minha mãe e em outras guloseimas. Ah, os bolos da minha mãe são um capítulo à parte na minha memória afetiva! Quantas segundas-feiras eu almocei os bolos que ela preparava para eu consumir ao longo de toda a semana!

Aquele jovem de dezessete anos percebeu que, com o aumento do peso, as calças ficaram apertadas, mas mesmo assim mergulhou fundo nas atividades acadêmicas, algumas importantes, outras nem tanto. O futebol com os amigos de faculdade era a única atividade física que restara, no entanto, eram encontros cada vez mais raros por conta dos estágios, dos plantões, das madrugadas em claro para atingir o objetivo de aprender a salvar vidas.

Lembro-me de que, em 2003, decidi voluntariamente não voltar para casa nas férias em dezembro para mergulhar em plantões madrugadas a fio no Pronto-Socorro do Hospital das Clínicas de Marília. Ali, a cada dia, a cada plantão, esse médico era forjado. Técnicas e mais técnicas, teorias, mecanismos farmacológicos, anatomia, fisiologia, pilhas e mais pilhas de papéis, páginas e páginas de rascunhos e pouco, muito pouco movimento com o corpo.

É muito importante a lembrança que tenho dos plantões. Ah, os plantões têm um espaço especial no coração de todo médico. Que momento duro para um jovem! Aprender a viver a privação de sono e o excesso de cansaço físico em prol de outra vida humana. De fato é importante, mas dói. E, para alguém desacostumado com a sobrecarga e que aprendeu a buscar a compensação para o cansaço e as frustrações na comida, os pedaços de uma pizza com os companheiros de plantão eram sempre uma ótima opção. Além da pizza, havia todos os outros tipos de fast food: lanches, bolos, refrigerantes. A receita para aliviar o cansaço era muita comida! E o resultado: mais peso.

Essa jornada me levou a mais de cem quilos em 2011, muitas alterações nos exames de sangue e uma LER.

Em 2014, eu era um cardiologista formado e titulado, ecocardiografista, bem posicionado, sócio da minha clínica, com uma prática profissional intensa. Mas, em decorrência do esforço aplicado nos exames de ecocardiografia, convivia com uma dor que me perseguia desde 3 de novembro de 2011 (sim, me lembro bem de quando a senti pela primeira vez).

Entretanto, naquele ano de 2014, as coisas foram diferentes, porque, ao comunicar a minha esposa que me matricularia na academia mais uma vez, ela sugeriu que eu fizesse a atividade física com um *personal trainer* específico, que viria em casa e conduziria meus exercícios na garagem.

Sim, senhores, se pude viver uma reviravolta em minha vida, devo à minha esposa.

Comecei a fazer as aulas dessa maneira e a mudar coisas básicas. Na garagem de casa, sobre um colchonete modesto e uma bola, fazíamos algumas séries com pesos livres. Depois, corríamos ao redor do quarteirão e eu quase morria ao correr pouco mais de um quilômetro. O rosto ficava vermelho e o coração parecia querer subir à boca, trazendo a sensação de morte iminente; uma sensação horrível, confesso!

Ainda sem considerar o emagrecimento como objetivo principal, eu tinha apenas uma ideia: queria que esse trabalho com o físico fosse duradouro. Com a finalidade de adquirir um hábito, fazíamos atividades duas vezes por semana, usando carga moderada, para que as dores não limitassem demais o meu dia de trabalho seguinte.

Com o passar das semanas, a distância percorrida ao redor do quarteirão aumentava e rapidamente eu completei pela primeira vez cinco quilômetros sem andar, ou seja, eu avançava bem devagar, mas sem parar ou caminhar, correndo. Empolgado com o resultado rápido, perguntei ao *personal* se ele achava que eu conseguiria correr a próxima São Silvestre. Estávamos em maio. Com a resposta positiva, meus olhos brilharam. Nascia meu novo objetivo naquele ano.

O meu meio social se dividiu em dois grupos: os que deram risada e os que não acreditaram que eu conseguiria, mas segui sonhando. Talvez houvesse um terceiro grupo, composto daqueles que permaneceram indiferentes com a nova informação. Estabelecido o objetivo de correr a São Silvestre, assumi o compromisso pessoal de não cancelar nenhuma aula. Todas as atividades canceladas deveriam ser repostas. E assim o primeiro passo foi dado.

Ainda não havia dieta programada. A restrição alimentar era uma barreira a ser vencida. Contudo, como eu disse, aquele ano de 2014 foi diferente. Eu me apaixonara por corrida e essa paixão gestava um sonho. Por medo de adoecer, creio que jamais abriria mão do meu estilo de vida, por estética, tampouco, mas o que dizer de um sonho? Ah, por um sonho, a gente começa a pensar em mudar, mesmo com as mudanças acontecendo aos poucos, como você verá.

Sobre a dieta, bem, a primeira parte da mudança na minha dieta começou quando eu passei a escolher alguns alimentos para me ajudar a suportar bem a corrida que eu fazia no fim do dia. Não era mais possível almoçar feijoada às quartas-feiras e correr no final do mesmo dia. Aprendi isso na prática. Algumas vezes precisei interromper a corrida ainda nos primeiros metros porque eu passava mal. Não encarei uma dieta muito restritiva — aliás, adotei uma dieta nada restritiva. Eu troquei a feijoada por lasanha, mas já era uma mudança, pois os planos do almoço estavam sendo alterados em prol de um desempenho melhor no treino à noite, e isso teve o seu valor. O volume de corrida ajudava bastante no que se refere ao déficit calórico, mesmo com quase nenhuma dieta. De fevereiro até outubro de 2014 emagreci seis quilos. Seis quilos em seis meses!

Em meados do fatídico mês de outubro, quando eu já conseguia correr perto de quinze quilômetros, meu treinador sugeriu algumas mudanças alimentares, basicamente a redução de açúcar refinado e de farinha branca, o aumento do consumo de proteínas de boa qualidade, assim como de fibras e saladas, e a redução do consumo total de calorias. O intuito era melhorar o desempenho na corrida. Eu só falava em São Silvestre, já estava apaixonado. As medalhas e fotos das duas ou três provas que completei ao longo de 2014 me enchiam de orgulho.

Resolvi aceitar também as dicas da nutricionista do hospital em que eu trabalhava, as quais ratificaram e incrementaram aquelas dadas pelo meu treinador. Elas foram passadas no corredor do hospital, mas o resultado que observei no primeiro mês foi excelente: quatro quilos a menos! Decidi encarar uma consulta formal com aquela profissional e, depois de uma longa conversa, com explicações detalhadas e convincentes dadas por ela, decidi ao menos tentar. Pensei em seguir à risca as orientações por quinze dias. O resultado foi impressionante. A soma dos treinos de corrida para a São Silvestre, musculação e uma dieta de verdade me fez emagrecer mais vinte quilos em três meses, resultado que tornou a São Silvestre uma experiência maravilhosa.

Eu estava impressionado. A autoestima estava em alta! Como era gostoso perceber a reação das pessoas que não me viam havia três meses! Na época, algumas chegaram a comentar que acharam que eu tinha feito cirurgia bariátrica, mas o que ocorreu, na verdade, foi uma intervenção cirurgicamente precisa no meu *mindset*.

Meu desafio para 2015 foi continuar magro.

Uma vez que atingi o peso-alvo, seria necessário reintroduzir alimentos que haviam sido cortados completamente da minha dieta. Isto estava claro para mim: eu precisava reintroduzir alguns alimentos em razão de preferências alimentares e sociais. Precisaria, por exemplo, reintroduzir o pão francês, presente nos cafés da manhã em família. Porém, isso requeria a lucidez de fazê-lo de maneira diferenciada, com quantidade menor e programada.

O processo de pensar no que vamos comer é muito importante. Experimentei isso durante meses, prestando muita atenção e tendo muito cuidado, uma vez que temia pôr tudo a perder de uma hora para outra. Mas eu tinha uma grande aliada: a corrida. Bastava juízo alimentar, e minha nova paixão tinha o grande poder de construir um balanço calórico suficiente para manter o equilíbrio do meu peso e me ajudar com eventuais excessos. Uma hora de corrida significava dez quilômetros, que significavam mil quilocalorias! Esse era o meu novo *mindset*, a nova configuração da minha maneira de pensar.

Outro grande aliado nesse processo foi o acréscimo sistemático de saladas às minhas refeições e a disponibilidade para novas experiências gastronômicas, de modo que foi possível superar eventuais barreiras sensoriais que eu trazia da infância e da adolescência. Ao olhar a estratégia de manutenção de peso como ação importante, as decisões do cardápio na dieta e a programação das corridas eram fundamentais. Eu teria de organizar toda a minha vida levando em conta opções de vida saudável, e assim fiz as escolhas que descrevo a seguir.

Escolhi priorizar minha família e escolhi ter saúde para viver ao lado dos meus filhos. Para isso, abri mão de plantões noturnos e equilibrei minhas agendas de maneira a encontrar tempo para questões que se tornaram essenciais, como atividade física e sono de qualidade. Nessa nova vida, o meu treino passou a ser tão importante quanto a necessidade de abrir agendas no consultório, cada um com seu peso, em seu momento, mas ambos sem dúvida foram relevantes no que se refere a minhas escolhas profissionais.

Optei por uma vida alimentar saudável e por conta disso abri mão de momentos sociais com amigos em situações que julgava apresentarem algum risco de recaída, em especial na fase mais crítica da dieta.

Escolhi influenciar meus amigos, funcionários e familiares em vez de simplesmente vê-los seguir os padrões alimentares ruins que os ambientes nos proporcionam.

Decidi que a corrida e o esporte fariam parte do meu estilo de vida, ciente da capacidade de contagiar meus pacientes, algo que estaria intimamente ligado com a minha missão de promover a saúde na vida das pessoas, meu juramento na formatura e minha visão como cardiologista. Para isso, precisaria treinar sistematicamente a fim de manter a motivação e, como motivador adicional, escolhi as provas de corrida de longa distância e desafios esportivos.

Depois de implementar esse plano, completei a minha primeira maratona em 2016, fiz várias meias maratonas e tenho o compromisso anual de realizar uma maratona. Consegui reunir e levar grupos de pacientes, amigos, familiares e funcionários para corridas de diversas distâncias e já perdi a conta de quantos quilos ajudei pessoas a perder pela simples inspiração e paixão pelas provas. Vejo meus filhos admirando as medalhas que levo para casa.

Hoje compreendo que o sucesso profissional ou qualquer sonho ou ambição só valem a pena se você aliar saúde a uma vida com qualidade. Vejo com clareza que mais importante que objetivos pessoais ou profissionais é o usufruto daquilo que a vida nos deu, que é nosso corpo, e daquilo que conquistamos, como a saúde mental e uma vida social e familiar agradável.

E sempre lembro: quando cuidamos de nós mesmos, demonstramos amor para com aqueles que estão à nossa volta.

OS PILARES DA MEDICINA DE ESTILO DE VIDA (MEV)

Mais do que simplesmente contar minha história, quero usá-la para demonstrar como os pilares da MEV estão inseridos na minha transformação. Você pode usar meu exemplo e aplicar no seu dia a dia as mudanças que vivi. Tudo começa com uma decisão: mudar. Essa palavra parece fácil de ser assimilada, entretanto é preciso um bom motivo para tirar alguém da zona de conforto. Na verdade, chega um dia em que você olha para si e percebe que há algo errado, que precisa fazer alguma coisa. No meu caso foram a dor no ombro, o resultado do exame de triglicérides e a doença gordurosa do fígado ou esteatose.

O famoso médico e pesquisador William W. Li resume em uma frase a essência da Medicina de Estilo de Vida: "Por si sós, os tratamentos com medicamentos não são capazes de nos manter saudáveis". Essa frase faz sentido nesse contexto por dois motivos: primeiro porque evidencia que um caso como o meu jamais poderia ser tratado com remédio.

Certa vez, em um diálogo com um paciente digitei as palavras "Esteatose Hepática" no Google, para mostrar algumas fotos. O que me surpreendeu foi que, no resumo da doença que o Google mostra, está registrado: "O tratamento pode ajudar, mas essa doença não tem cura". Como assim? Eu vivi a cura dessa doença! E não foi com remédio. Foi com a MEV. Uma vez que decidi mudar, foi atuando com o apoio dos pilares da MEV que finalmente o resultado apareceu.

Vejamos.

ALIMENTAÇÃO SAUDÁVEL

Os principais resultados em minha saúde vieram quando consegui aliar alimentação saudável e atividade física.

No próximo capítulo, vou explicar com detalhes como funciona uma dieta anti-inflamatória, que é fundamental para obesos e para pessoas com alterações na dosagem de triglicérides e com gordura no fígado. Sem uma alimentação adequada, não é possível uma saúde plena.

ATIVIDADE FÍSICA

Todo mundo deseja ter uma vida fisicamente ativa. Mas sempre há uma dificuldade. Como eu deixei de ser sedentário para virar maratonista? Essa pergunta poderia ser o título de um livro inteiro sobre esse assunto, no entanto, para resumir, eu diria: enquanto era sedentário, eu jamais pensei em me tornar um maratonista. A minha preocupação era fazer uma atividade física leve o suficiente para eu conseguir conciliá-la com minhas atividades diárias e intensa o suficiente para obter algum resultado.

Sabendo que o mais importante é conseguir manter a prática da atividade física ao longo de uma vida, eu simplesmente me recusei a limitar minha busca a resultados imediatos. Lembre-se: a jornada é tão ou mais importante que o destino. Por isso, é fundamental encontrar prazer na jornada. Por isso, para manter a atividade física como uma prática regular, você precisa pensar na sua rotina e nas suas preferências pessoais. Por gostar muito de corrida, tenho a tendência a falar bastante dessa modalidade, mas vale o recado: só consegue mudar quem encontra uma paixão. As pessoas não mudam por medo, mudam por paixão.

SONO

Outro ponto bastante importante no bom resultado do meu tratamento foi a melhora do sono. Coloquei em prática o que aprendi nas aulas de medicina: a noite foi feita para dormir. Sim, a sociedade precisa de profissionais que estejam de plantão, em alerta durante a madrugada, mas, se você não pertence a esse grupo, deve se preocupar primeiro com a sua saúde. Uma boa higiene do sono (ver pp. 174-6) altera positivamente toda regulação hormonal do corpo de maneira positiva para a construção de um corpo saudável.

MANEJO DO ESTRESSE

Dois meses antes de iniciar a atividade física, eu tomei uma decisão importante na minha carreira: abandonar os plantões em pronto-socorro e os plantões noturnos. Sim, isso poderia trazer um impacto financeiro em minha vida, exigiria mais planejamento, mas eu tinha plena consciência de que todo o estresse vivido nos prontos--socorros estava fazendo muito mal à minha saúde. Se você trabalha alucinadamente, precisa entender que deve haver uma combinação ótima entre trabalho e descanso. A autora americana e palestrante Crystal Stine chama de "santa agitação" a combinação de trabalho duro e ótimo descanso.[1]

Se você for como eu, uma pessoa que gosta de agitação, entender seu ponto ótimo de funcionamento é essencial. É o que eu chamo de "ansiedade funcional", ou seja, você aumenta o nível de ansiedade e de agitação com o aumento de produtividade até determinado ponto. Depois desse nível, sua produtividade começa a reduzir progressivamente. É o momento de descansar.

RELAÇÕES SOCIAIS

Quando organizei minha rotina, pude assumir meus compromissos com a atividade física e ainda assim dedicar mais tempo à família e aos amigos. Sempre aponto em minhas consultas que, no processo de mudança, é importante repensar a condução das relações sociais. É um momento para você se reposicionar no seu meio e na sociedade. Por sermos seres sociáveis, o ambiente em que vivemos e as relações impactam diretamente nossa saúde. Para você ter uma vida plenamente completa, é fundamental pensar como sua vida social se encontra. Por exemplo, quanto tempo da semana você passa em contato com familiares, amigos ou pessoas queridas? Seria um bom começo para melhorar esse quesito tão importante da sua saúde.

ABANDONO DE SUBSTÂNCIAS TÓXICAS

Pelo meu perfil e por minha história, não tenho experiência de abuso de tabaco, álcool ou de nenhuma outra substância para recreação. Porém, eu era um abusador de açúcar e no meu cérebro, por conta desse comportamento, o açúcar era uma substância de dependência. O excesso de carboidratos deveria ser considerado dependência química com abordagem semelhante.

4. Identificando o inimigo: Mire seu alvo na inflamação

Quando terminou a Segunda Guerra Mundial, em 1945, o Ocidente viveu uma transformação. Esse foi o período em que o perfil epidemiológico se modificou, ou seja, as principais causas de morte se alteraram. Também foi nesse contexto que os três maiores inimigos da medicina moderna surgiram: os infartos, os cânceres e a demência.

O infarto motivou numerosas mortes. A comunidade científica entendia que havia um processo de entupimento nas artérias coronárias, porém estávamos longe de compreender o porquê.

Quando há uma explosão de casos de mortes por infarto, estudos começam a ser desenvolvidos para identificar as causas dessas ocorrências. Todo esse conhecimento acumulado é recente: o principal estudo para identificar as causas do infarto, o Estudo de Framingham, iniciou-se apenas em 1948 e perdura até hoje, acompanhando a terceira geração de pacientes. Em 1957, a hipertensão arterial e o aumento de colesterol foram identificados como fatores responsáveis por aumentar o risco de infarto, apesar de o termo "fator de risco"[1] só ter sido introduzido em 1961. O cigarro foi caracterizado como maléfico para o coração somente em 1962, e a primeira descrição de AVC surgiu em 1964. A relação entre hipertensão e AVC data de 1970. O diabetes só entrou na lista dos fatores de risco em 1974; em 1977 começou a discussão acerca dos triglicérides e das lipoproteínas LDL e HDL; e o estabelecimento da relação entre HDL baixo e infarto data de 1988.

COLESTEROL E TRIGLICÉRIDES: QUAL A DIFERENÇA?

Com frequência, as pessoas confundem colesterol com gorduras (lipídios). Colesterol é um tipo de gordura, mas, quando pronunciamos essa palavra no contexto médico, nos referimos a lipoproteínas, partículas complexas que carregam o colesterol pelo corpo. Essas moléculas de colesterol são fundamentais para o funcionamento do organismo: entre tantas outras funções, ajudam na construção de parede celular, na produção de hormônios, no funcionamento do sistema nervoso central.

Há diferentes tipos de lipoproteínas e é fundamental compreendê-las.

TIPOS E FUNÇÃO DE LIPOPROTEÍNAS

Tipos de lipídios	Função
Lipoproteína de Baixa Densidade (*Low Density Lipoprotein*, LDL)	Carregar as moléculas de colesterol para as diversas partes do corpo. Pode sofrer oxidação e entrar nas artérias. É um importante componente na formação de placas de aterosclerose. É comum estar aumentada tanto em casos de alterações genéticas como em situações de dietas desequilibradas, com grande consumo de gorduras, por exemplo.

Lipoproteína de Alta Densidade (*High Density Lipoprotein*, HDL)	Retirar o colesterol em excesso das artérias.
Triglicérides	Estocar energia. Na prática clínica, é marcador para síndrome metabólica e para o excesso do consumo de carboidratos no organismo. Em paciente com síndrome metabólica, é muito comum observar aumento dos triglicérides, em geral decorrência de alimentação ruim e de HDL baixo.

Essa sequência de datas mostra que nem sempre o conhecimento foi alcançado da maneira como entendemos hoje. Apenas nos anos 2000 a doença cardíaca foi entendida não mais como um simples depósito de gordura na artéria, e sim como um processo inflamatório sistêmico, que se manifesta ora localmente, ora disseminado pelo corpo.

Quanto ao câncer e às demências, há muitos tipos de cada um. São muitas doenças que possuem, todas, uma característica em comum: começam de uma *inflamação crônica de baixo grau.*

O termo *inflamação* pode assustar, mas a explicação a seguir pode facilitar seu entendimento: inflamação é a resposta das células de defesa do organismo a algum insulto ou dano. Quando algum organismo ou alguma substância indevidos aparecem no nosso corpo, as células de defesa se mobilizam e usam vários recursos biológicos para expulsar ou matar o invasor. Começa assim um processo poderosíssimo de liberação de radicais livres, capaz de matar bactérias e vírus e inativar substâncias potencialmente tóxicas. A inflamação é a maneira que o corpo tem de nos defender de um meio que pode comprometer nossa vida e nossa integridade, mas, quando ela se torna crônica, ou seja, se arrasta por meses, anos ou décadas, o organismo começa a sofrer as consequências do estresse oxidativo. A expressão *baixo grau* indica que o quadro inflamatório é leve o suficiente para não gerar sintomas. Ou seja, é uma inflamação leve, ainda que constante. Uma semente do mau que é regada todos os dias com gotinhas de maus hábitos.

Esse assunto é tão profundo que os especialistas em envelhecimento têm usado o termo *inflammaging*, a combinação de duas palavras em inglês: *inflammation*, que significa "inflamação", e *aging*, que significa "envelhecimento". Você já reparou que, quando se chega a uma faixa etária mais avançada, quem cultivou bons hábitos pode ser completamente diferente de quem os deixou de lado ao longo da vida? Provavelmente, isso tem a ver com um estilo de vida que inibe a inflamação crônica de baixo grau e, assim, reduz o estresse oxidativo e retarda o envelhecimento.

Um estilo de vida ruim é considerado pró-inflamatório. É observado em pacientes com distúrbios do sono, que sofrem, portanto, alteração na regulação dos processos inflamatórios e nos eixos hormonais. Pessoas com estresse crônico apresentam secreção exagerada de cortisol, adrenalina e noradrenalina, o que, nesses casos, acaba por aumentar o estresse oxidativo. O contrário também é verdadeiro: pessoas com melhora do sono ou que praticam meditação mostram melhora nesse perfil inflamatório.

Em 2009, um grupo estadunidense publicou uma forma diferente de analisar as dietas,[2] baseada em um índice inflamatório. Cada alimento, nutriente ou vitamina dos alimentos foi pontuado e, de acordo com esse procedimento, foi possível indicar se uma dieta era pró-inflamatória ou anti-inflamatória. Inicialmente, a preocupação consistia apenas em comprovar, por meio de resultados de exame de sangue, que o cálculo estava relacionado com o aumento da proteína C-reativa (PCR), um exame de sangue que evidencia inflamação, mas, em 2018, um grupo da Universidade da Carolina do Sul[3] publicou uma revisão com amplo poder de evidência, demonstrando que uma dieta anti-inflamatória poderia reduzir o risco cardiovascular e a mortalidade e provando, de uma vez por todas, que uma dieta é, sim, capaz de reduzir inflamações.

Exemplos de alimentos que *aumentam* a inflamação	Exemplos de alimentos que *reduzem* a inflamação
Carboidratos	Gengibre
Gordura saturada	Açafrão
Gorduras monoinsaturadas	Pimentas
Colesterol	Canela
Ômega-6	Cravo
	Chás
	Café
	Vinho
	Fibras
	Ômega-3
	Magnésio
	Vitaminas A, C, D, E
	Betacaroteno

Basicamente, o que esses estudos nos ensinam é que nossos ancestrais estavam corretos. Quase todos os tipos de temperos e especiarias são anti-inflamatórios e, se fizermos uma análise integral da dieta, e não apenas de um único alimento, é possível verificar que eles têm poder de reduzir o índice inflamatório de uma dieta e, assim, proteger o organismo.

Outra informação importante nessa análise é que uma dieta baseada em fontes de origem vegetal tem grande poder anti-inflamatório. Apesar de o índice inflamatório não diferenciar os tipos de proteína, aprendemos em estudos anteriores que há aumento de mortalidade entre indivíduos que consomem predominantemente proteínas de origem animal. E esses resultados são ainda piores se essa proteína animal for de carne processada, como os embutidos, por exemplo.

Isso não é um apelo para converter o leitor ao vegetarianismo, mesmo porque eu não sou vegetariano, mas serve para chamar sua atenção para o fato de que consumimos bem mais carne do que precisamos. Reduzir o consumo de carne e prestar atenção nos outros componentes da dieta pode nos proteger contra uma inflamação crônica.

Por fim, sobre a construção de uma dieta saudável, quero trazer à discussão os carboidratos. Sempre que uma paciente que precisa emagrecer se consulta comigo, ela me diz que está fazendo uma dieta *low carb*. A compreensão atual é de que, quando uma pessoa deixa de comer pão, pizza e arroz, ela já está em uma dieta *low carb*.

Precisamos vencer essa barreira, que construiu uma "guerra ilusória contra os carboidratos". Sim, com efeito, eles são alimentos pró-inflamatórios, mas nem todo carboidrato é igual. Há carboidratos na natureza que não somos capazes sequer de digerir, quanto mais absorver, como é o caso da celulose, por exemplo. Outros carboidratos disponíveis, como a frutose ou a sacarose, são facilmente digeridos e absorvidos pelo organismo. Assim, há profunda diferença entre comer um prato de arroz, feijão, carne e salada e comer um doce. Existe a possibilidade de a quantidade de carboidrato dos dois pratos ser semelhante, contudo a capacidade de absorvê-los (índice glicêmico) é profundamente influenciada tanto por sua estrutura química (o tipo de carboidrato) como por aquilo que o acompanha na constituição do prato. Lembre-se de que você consome um alimento, e não uma substância. Então, todos os ingredientes que compõem seu prato são importantes para sua saúde. Conheça os passos práticos para conduzir a um estilo de vida que combate a inflamação.

Um estilo de vida anti-inflamatório
- Higiene do sono — durma ao menos sete horas todos os dias.
- Atividade física regular — pratique 150 minutos de atividade física por semana.
- Controle o estresse.
- Abandone o cigarro.
- Modere o consumo de álcool.
- Busque uma dieta anti-inflamatória.

Faça sempre	Evite
• Coloque fibras em suas refeições (chia, aveia, linhaça, saladas).	• Refrigerantes ou bebidas açucaradas.
• Prefira água a suco.	• Sucos de caixinha.
• Prefira alimentos de origem vegetais, sobretudo orgânicos e in natura.	• Consumo excessivo de carne.
• Abuse de temperos e especiarias, como pimentas, cravo, canela, alho, cebola, orégano, salsinha, alecrim, sálvia e alho-poró.	• Alimentos industrializados. • Farinha branca e açúcar refinado. • Sal em excesso (lembre-se de que sal não é tempero!).

DIABETES: O QUE A CIÊNCIA DESCOBRIU E AINDA NÃO FALARAM PARA VOCÊ

Já falamos sobre os grandes desafios que a sociedade terá de enfrentar no século XXI por conta do sobrepeso e das complicações provocadas pela obesidade. Uma publicação[4] de 2019 do famoso periódico *Lancet* incluiu a obesidade entre a chamada sindemia global, algo muito mais amplo que uma epidemia, por envolver três problemas globais: a obesidade, a desnutrição e as mudanças climáticas.

Dentre as complicações da obesidade, o que tem mais impacto social é o diabetes. Para ter uma ideia, estima-se que, nos Estados Unidos, 4% de todo o Produto Interno Bruto (PIB) do país tenha sido gasto com questões relacionadas ao diabetes. Isso significa que uma única doença gerou o gasto de 4% de toda a riqueza produzida no país mais rico do mundo!

Quando entrei na faculdade, aprendi que, uma vez diabético tipo 2, sempre diabético. Esse conceito ficou impregnado na minha prática por mais de uma década. No entanto, em 2002, um grupo publicou no maior periódico especializado em medicina do mundo, o *New England Journal of Medicine*, um estudo intitulado *Diabetes Prevention Program*, que comparou em pré-diabéticos o uso de metformina (medicamento consagrado no tratamento do diabetes) a mudanças no estilo de vida, que basicamente consistiam em emagrecer 7% do peso total e fazer atividades físicas com o suporte de uma equipe multiprofissional. Os resultados foram animadores porque as mudanças de estilo de vida foram muito mais poderosas na prevenção do diabetes do que o uso contínuo do remédio. E, na minha visão, esse trabalho inaugurou uma nova fase na medicina do século XXI.

Mais tarde, ao tratar de pacientes que haviam sido submetidos a uma cirurgia bariátrica, a medicina começou a diagnosticar muitos pacientes diabéticos "curados" depois da perda de peso. Só esse resultado já seria um ganho enorme. Outros grupos conseguiram perceber e documentar que o principal benefício para essa "cura" do diabetes seria a restrição calórica e o emagrecimento. Eis aqui mais uma evidência categórica do impacto da obesidade e do sobrepeso no surgimento do diabetes.

Ao longo dos últimos dez anos, diversos estudos de menor projeção começaram a preparar terreno para discutir o impacto positivo na mudança de estilo de vida para a "cura" do diabetes. Até que, em 2017, um grupo inglês publicou um estudo que foi muito elogiado pela comunidade científica em função da metodologia empregada. Trata-se do estudo DiRECT,[5] no qual os pacientes foram divididos em grupos para receber orientações sobre mudanças no estilo de vida e incentivados a entrar em um programa intenso de emagrecimento com uma dieta bastante restritiva, para a eliminação rápida de 15% do peso corporal. Os resultados foram espetaculares.

No grupo que atingiu esse objetivo, a taxa de sucesso na reversão do diabetes ao final de um ano foi de 86%! Ou seja, a maioria das pessoas que conseguiu seguir a dieta rígida, fazer exercícios e emagrecer 15% de seu peso inicial ficou um ano sem precisar de remédios. Na minha avaliação pessoal, esse foi um dos maiores resultados encontrados pela ciência no século xxi. E resultados mais animadores foram verificados ao final de dois anos: o grupo que conseguiu manter a perda de peso em dez quilos em relação ao peso anterior manteve uma taxa de sucesso de 64%, o que é igualmente excepcional.

Com frequência eu percebo que os pacientes se sentem temerosos com a possibilidade de não se saírem tão bem com relação aos resultados desses estudos. Todo paciente com sobrepeso já tentou, mesmo que de maneira equivocada, algum tipo de restrição alimentar a fim de emagrecer. Porém, o estudo DiRECT, ainda assim, é muito animador, porque, dentre todos aqueles que participaram do programa de mudança (intervenção) no estilo de vida, apenas 40% seguiam tomando remédios.

Onde está o segredo? Está no modo como se desenvolve o programa, ou seja, na estrutura montada para o indivíduo alcançar os resultados de emagrecimento. Um estudo científico desse porte envolve muito dinheiro e grande número de profissionais, que deverão seguir de perto os pacientes envolvidos. Em geral, suas ações consistem em telefonemas para a casa dos pacientes participantes, envio de e-mails, solicitação de retornos precoces, entre outras. Via de regra, essa não é a realidade do Sistema Único de Saúde (sus) ou dos convênios em geral. Intervenções como essas envolvem uma equipe multiprofissional completa e atuante — *personal trainer*, enfermeiro, médico, psicólogo, *coach*... Sim, *coach*. No Brasil, há uma tendência de desvalorizar a abordagem *coach*, mas em outros países a técnica de *coach* é bastante respeitada e pode permitir excelentes resultados para os pacientes. Como geralmente a base do problema é um estilo de vida insalubre, e isso em geral tem a ver com relações interpessoais, trabalho e emprego, vida financeira e a relação do paciente com a comida, a atuação de uma equipe multiprofissional presente, dedicada ao estudo, e que olhe para cada aspecto relacionado à vida do paciente, é fundamental.

O que mais me impressiona no tocante a tudo isso que descrevi é a falta de divulgação desses estudos, o que deixa a população sem acesso a informações valiosas sobre saúde e qualidade de vida. Em meu trabalho de conclusão de curso da pós-graduação em nutrologia, escrevi sobre a reversão do diabetes tipo 2, e a quantidade de informação científica a respeito desse assunto é extensa. Em uma rápida pesquisa no Google, encontrei uma publicação[6] no site da Sociedade Brasileira de Diabetes abordando os resultados do estudo *DiRECT*, como a reversão do diabetes tipo 2, ou seja, no Brasil se reconhece a possibilidade de êxito com o tratamento ali recomendado.

Vale fazer uma análise do contexto que envolve essa falta de divulgação no Brasil. Primeiro, o principal fomentador e patrocinador da educação continuada de médicos formados é a indústria farmacêutica, cujo interesse principal é vender medicamento de uso contínuo. Do ponto de vista econômico, encontrar remédios caros que a população use continuamente é um excelente negócio.

Em segundo lugar, a abordagem complexa e trabalhosa afasta grande parte dos pacientes, que preferem tomar remédio a fazer o tratamento corretamente — o que seria melhor para eles. São decisões que cada um deve tomar e todos têm o direito de escolher o caminho a seguir.

Também deve entrar nessa análise o fato de ser uma abordagem cara para a maioria da população. Mas é nesse momento que os governos e provedores de saúde, como os convênios, deveriam agir, com o desenvolvimento de um projeto bem estruturado para combater a obesidade e para promover a reversão do diabetes tipo 2. Desse modo, seriam economizados bilhões de reais relativos aos custos diretos e indiretos com internações, perda de produtividade e absenteísmo.

Enquanto os governos não acordam, enquanto os convênios pouco se importam com isso, enquanto a indústria de medicamentos não divulga informações voltadas ao esclarecimento da população, o convite que faço é para que você, que lê este livro, reflita sobre seus passos: agora que você já sabe que é possível reverter o diabetes tipo 2, o que pretende fazer com essa informação? Tenha em mente que é preciso aprender que é possível alcançar resultados excelentes e libertadores com uma intervenção eficaz.

O meu desejo é que você comece a fazer atividade física agora mesmo! Pegue seus tênis e faça uma bela caminhada. Opte por alimentos mais saudáveis, abandone a farinha branca e o açúcar refinado. Coma menos. Aumente a quantidade de salada e de vegetais integrais. Tome água, esqueça os refrigerantes e o suco de caixinha. E, caso sua glicose sanguínea esteja alterada, pense seriamente em marcar uma consulta com um profissional que o incentive a se libertar desses remédios, porque agora você sabe que é possível.

PASSOS PRÁTICOS PARA REVERSÃO DO DIABETES TIPO 2

São muitas as informações sobre o tema, por isso segue o resumo dos aspectos sobre os quais temos evidência científica para os casos de reversão do diabetes tipo 2.

MUDANÇA PROFUNDA NO PADRÃO DE ALIMENTAÇÃO

1. Elimine a farinha branca e o açúcar refinado de sua dieta durante uns bons meses — se possível pela vida toda!

2. Busque um padrão alimentar com o máximo de fibras e alimentos integrais. Abuse dos vegetais.

3. Evite carnes gordurosas.

4. Lembre-se: carboidratos e gorduras são os alimentos mais inflamatórios que existem, portanto, associe-os a fibras e temperos.

5. É importante reduzir o número total de calorias da sua dieta. É preciso trabalhar com déficit calórico.

ATIVIDADE FÍSICA

1. Não existe resultado duradouro de dieta sem atividade física associada.

2. Aumente o número de passos por dia para 10 mil (no capítulo 10 há mais detalhes sobre esse programa).

3. Associe os 10 mil passos a um trabalho consistente de musculação e exercícios de força.

4. Faça atividade física regular de forma intensa. O ideal são trezentos minutos por semana nos primeiros três meses.

PERDA DE PESO

1. Entenda que a soma da mudança no padrão alimentar e da prática de atividade física é fundamental para o êxito desse processo.

2. De acordo com a literatura especializada, a meta é uma perda de 15% do peso corporal total para uma melhora substancial do metabolismo.

BUSQUE UM GRUPO QUE APOIE VOCÊ

Em todos os trabalhos publicados na literatura específica, os pacientes que obtiveram sucesso participavam de grupos de apoio com profissionais especializados. Mas, se você não tiver acesso a um grupo, pois no Brasil há pouquíssimos, procure o apoio de médico, nutricionista e psicólogo, profissionais que podem ajudá-lo nesse desafio.

5. Tempo de mudança

Uma das minhas maiores missões como cardiologista é responder ao anseio de esposas e companheiras que, querendo ajudar seus maridos, os levam "à força" para a consulta. Há diversos motivos para a resistência masculina à visita a um médico. Primeiro, porque homens em geral têm um senso de autocuidado diminuído; por isso, tendem a apresentar maus hábitos e, como consequência, maior risco de complicações cardíacas. Além disso, na consulta não acontecem relatos espontâneos. Com frequência, os homens são mais fechados, não gostam de se abrir com estranhos. Muitos ligam o mecanismo de defesa, e o resultado é a negação; por esse motivo, eles nunca têm nada, estão sempre bem.

Em 2018, eu estava nos Estados Unidos, em uma conferência de Medicina de Estilo de Vida promovida pela Universidade Harvard, e durante um café iniciei um diálogo com um professor de medicina de uma universidade da cidade de Nova York. Ele comentava a diferença de perfil entre americanos e brasileiros e falou sobre como algumas diferenças de hábitos acarretam o aparecimento de doenças cardíacas. Para ele, os jovens brasileiros têm um perfil mais saudável que a média dos americanos, uma vez que se movimentam mais e comem melhor. Porém, depois dos trinta anos de idade, os homens começam a abrir mão do estilo de vida mais saudável e isso causa aumento considerável na incidência de obesidade, hipertensão e diabetes, razão pela qual chegam aos cinquenta anos muito doentes.

No americano, a incidência de obesidade, hipertensão e diabetes é mais constante ao longo da vida, sem uma explosão de casos em determinada faixa etária. Aquele médico conhecia bem essas diferenças, pois comentou que o brasileiro tem uma característica de resistência à mudança de hábitos que chamamos de "opinião". Realmente, a esse respeito, muitos brasileiros dizem que não conseguem mudar por falta de "opinião" ou, por outro lado, por já possuírem "opinião formada".

Quando observo os pacientes e outras pessoas com quem converso todos os dias, percebo que a observação daquele professor estava correta. Será que basta querer mudar para mudar? A quais elementos mentais precisamos recorrer para aumentar nossas chances de sucesso na hora de mudar um hábito?

Há tempos eu digo que homens que ouvem as esposas vivem mais e melhor. Certa vez, durante uma palestra para os homens da igreja da qual sou membro, incluí a frase "Ouça sua esposa" nas dicas para viver mais. No dia seguinte, várias mulheres vieram me agradecer. Os homens tendem a negar a possibilidade da doença, a reduzir a gravidade dos sintomas e muitas vezes tentam desviar a atenção de erros de comportamento com amenidades e brincadeiras. Quem nunca ouviu a frase "Um homem sem barriga é um homem sem história"? Piadas nada mais são do que uma tentativa de esfriar um diálogo potencialmente constrangedor. A verdade é que toda barriga tem uma história e, se o médico quer ser eficaz na abordagem do paciente, é necessário conhecer e entender qual é a história por trás daquela que esconde o paciente. Por isso, o tratamento deve ser iniciado por meio de um relacionamento terapêutico, em que o médico deve ser mais do que o profissional que atende a uma consulta. Ele precisa ser um ouvinte, um confidente, um amigo e uma inspiração.

Na figura do médico, o paciente homem precisa encontrar aceitação. Um bom amigo aponta os erros com empatia e delicadeza. Um bom médico entende o grau de motivação do paciente para aceitar a necessidade de mudar e o ajuda, instigando-o, até que ele possa alcançar maturidade suficiente para efetuar as mudanças necessárias.

Brene Brown, palestrante e pesquisadora da Universidade de Houston, autora de vários livros e de um dos TED Talks mais vistos no mundo, trata desse assunto com frequência: o maior medo das mulheres é evidenciar suas vulnerabilidades quanto à imagem do corpo, e, no caso dos homens, o maior medo é o de evidenciar fraqueza. Portanto, o segredo para o médico ter sucesso na promoção da mudança na vida do paciente é mostrar que a consulta, o tratamento prescrito, enfim, qualquer abordagem de saúde, não faz dele uma pessoa fraca, muito pelo contrário.

Também é fácil compreender que nem todas as pessoas estão prontas para mudar. Romper com hábitos é sempre uma tarefa muito difícil. A história de Adail, que você lerá no capítulo 6, apesar de ser muito inspiradora, não é habitual. No caso dele, houve uma conjunção de fatores, resumidos basicamente em uma abordagem correta e um paciente muito motivado.

No fim da década de 1970, James Prochaska e Carlo DiClemente, dois pesquisadores da Harvard Medical School, perceberam em pacientes tabagistas a presença de um processo de evolução ou maturação da motivação. E o estágio dos pacientes dentro desse ciclo seria mais ou menos favorável para uma mudança de hábito efetiva. Os autores também relataram que os pacientes evoluíam no contexto das motivações como se fosse um ciclo. Assim, ao longo da vida, esses pacientes passam mais de uma vez por todas as fases do ciclo, de maneira que cabe ao profissional identificar o momento que eles estão vivendo e tentar encaminhá-los para o amadurecimento da motivação, até que consigam obter os resultados desejados.

Os estágios são descritos a seguir.

1. **Pré-contemplativo:** negação da necessidade de mudança. Mostra resistência e não tem planos de mudar.

2. **Contemplativo:** consciência da necessidade de mudar. Não tem um plano específico para executar.

3. **Preparação:** plano pronto para executar nos próximos trinta dias.

4. **Ação:** execução da mudança com prazo menor que seis meses.

5. **Manutenção:** esforço contínuo para superar a mudança de hábitos há mais de seis meses. Ainda luta contra os desejos de retomar os maus hábitos.

6. **Terminação:** consciência de que já não tem mais vontade de retornar aos maus hábitos.

A figura a seguir mostra que o paciente entra nesse ciclo pelo estágio pré-contemplativo e tende a sair do ciclo de mudança a qualquer momento, em qualquer estágio.

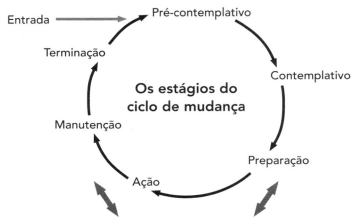

Na maioria dos casos, os homens chegam ao meu consultório no estágio pré-contemplativo, quando negam a necessidade de mudança, embora tenham consciência de alguns sintomas, como alteração no desejo sexual, na ereção, falta de ânimo, falta de fôlego. Mesmo assim, eles oferecem resistência em caminhar em direção à mudança.

Portanto, a maturação do grau de motivação pode e deve ser estimulada com diálogos produtivos, em que o profissional mostra ao paciente que, se ele abrir mão dos prazeres momentâneos, poderá desfrutar de ganhos mais importantes no futuro. Para isso, é necessário ajudá-lo a encontrar uma nova fonte de prazer, algo que ocupe o vazio do mau hábito que foi abandonado.

Segundo minha avaliação pessoal, há, ainda, um degrau entre o estágio pré-contemplativo e o contemplativo, que eu chamaria de **rendição**. Essa seria a fase em que o homem vence a necessidade de estar correto, assume a necessidade de mudança e se rende ao tratamento. Sem a rendição, não há mudança, não há transformação, não há evolução. Trata-se, nesse estágio, de superar a negação e aceitar ajuda, como um ato simbólico da tomada de consciência do paciente. Envolve humildade, aceitação e demanda que se abra mão de armas emocionais sem discutir o tamanho dos erros que ficaram para trás. O que se pretende, depois desse estágio, é determinar o que fazer para corrigi-los.

Para conseguir mudar, é preciso ter muita humildade. Há mais de uma década vejo todos os dias como é difícil para os homens concordarem com a necessidade de mudança. E, quando menciono essa dificuldade de tomar consciência do problema, sobretudo do homem que vem para o consultório arrastado pela esposa, também percebo que algumas esposas não conseguem fazer a abordagem mais apropriada, o que pode gerar conflito e distanciamento.

Como, então, abordar esse assunto? Não tenho dúvida de que a esposa ou o esposo, no caso de mulheres que insistem em não se cuidar, ou o familiar próximo precisa se investir da função de terapeuta ou de *coach* para conseguir conduzir o ente querido em um processo mental positivo de evolução da maturidade para mudar. Não é por meio de insistência ou de brigas que se alcança a evolução, mas sim com uma liderança positiva, ou seja, durante conversas em momentos tranquilos o parceiro ou o familiar precisa mostrar, com delicadeza, as vantagens de uma vida livre de hábitos negativos, com estímulos do tipo: "Você já imaginou se conseguíssemos fazer aquela trilha maravilhosa?"; "Você já pensou em vestir novamente aquela roupa de que tanto gosta?"; "Como seria a reação de seus colegas de trabalho quando perceberem que você não fuma mais?".

Há algumas pessoas que respondem ao medo, em especial quando enfrentam alguma complicação, como um infarto ou a morte súbita de um amigo próximo, por exemplo. Porém, esse medo tende a ser um impulso breve para as mudanças, daí a necessidade de, em pouco tempo, ter de apresentar ao paciente reforços positivos, envolvendo o prazer proporcionado pelas ações envolvidas na mudança, porque, é bom reforçar, a paixão move mais do que o medo.

Eu acredito muito nisso. É encontrando prazer que sentimos ânimo para continuar, porque mudar dói, demanda sofrimento, uma vez que o processo de mudança consiste na troca de um prazer momentâneo em nome de um benefício distante. Em outras palavras, é árduo! Quem quer abrir mão da alegria, de uma satisfação? Você conhece algum tabagista que não sinta prazer em fumar? Então, durante o processo de tentar parar de fumar, o paciente precisa realizar outras atividades que lhe proporcionem prazer, como um esporte, uma atividade física, uma leitura, o reforço positivo da família com palavras de encorajamento. No entanto, se o paciente não encontrar alguma gota de alegria diante dessa luta para superar maus hábitos, a tendência será a recaída.

Ter o apoio de outras pessoas é fundamental para inspirar e encorajar o paciente, e a decisão por um estilo de vida saudável precisa ser apoiada pela família, com todos juntos buscando o mesmo objetivo. A troca de experiência com semelhantes é uma ferramenta poderosíssima, mas a experiência de uma jornada familiar, com sacrifícios e superação coletivos, não tem comparação.

COMO MUDAR OU AJUDAR ALGUÉM A MUDAR O ESTILO DE VIDA

1. Identifique o grau de motivação

- Pré-contemplativo
- Contemplativo
- Ação
- Manutenção

2. Ajude-o conforme o grau de motivação

PRÉ-CONTEMPLAÇÃO

- Evite insistências que possam afastar o paciente da mudança. Especialmente no caso de homens, a insistência do cônjuge ou dos filhos pode levar a atitudes indesejadas, como o abandono do processo.
- Aumente a exposição do paciente a informações relativas ao assunto.
- Levante dúvidas e ajude-o a buscar respostas.
- Aumente a percepção da pessoa sobre os riscos que ela corre, se insistir no antigo estilo de vida.

CONTEMPLAÇÃO

- É hora de inclinar a balança em favor da mudança.
- Incentive a pessoa, mostrando o que já foi alcançado e o que está por alcançar.
- Dê ao paciente o sentimento de "autossuficiência", ou seja, faça-o sentir que é capaz.
- Mostre que esse é o momento de reavaliar o ambiente e planejar a ação.

- Favoreça a autoliberação, enfatizando a importância de assumir compromissos públicos que o incentivem a entrar na fase de ação.

AÇÃO

- Ajude a pessoa a dar passos rumo à mudança.
- Evite expô-la àquilo que possa causar recaída.
- No caso de quem está tentando parar de fumar, evite expor a pessoa aos gatilhos que lembrem o cigarro, como ficar sozinho e tomar café.
- No caso de quem está passando por ajustes alimentares, não ofereça doces, alimentos gordurosos, bebidas alcoólicas nem consuma esses alimentos perto do paciente.
- Ajude o paciente a fugir de ambientes sociais que possam causar risco de recaída, como churrasco com amigos, baladas, bares, festas. *É momento de concentração total do paciente e daqueles que o amam.*

MANUTENÇÃO

- Ajude a pessoa a identificar e utilizar estratégias para evitar uma recaída.
- Apoie uma renovação de compromissos, de planejamento de caminhos para novos sonhos: um bom hábito chama outro bom hábito. Favoreça essa corrente. Parou de fumar? É hora de uma nova meta. Emagreceu? Escolha uma nova meta. Conseguiu completar uma corrida? Procure quando será a próxima. *Não pare jamais de buscar novos objetivos.*

RECAÍDA

- Evite julgamentos que incentivem a recaída.
- Ajude o paciente a renovar os processos mentais de contemplação e ação.
- Não piore os sentimentos ruins do paciente, não aumente a culpa que ele sente. Somos falíveis, então, em vez disso, ajude-o a aumentar a conscientização e o sentimento de autossuficiência.

AUTOSSUFICIÊNCIA

- Incentive a sensação de que as metas estão ao alcance do paciente.

6. Pilar 1: Atividade física (um remédio que cura antes de a doença aparecer)

No início da Idade Média, medicina e religião eram tratadas numa perspectiva unificada, em que os religiosos transitavam pelos dois campos. Ambas as disciplinas só se separaram no Concílio de Tours, realizado em 1163, por ordem do papa Alexandre III. Depois desse evento, os monges abandonaram a prática da medicina e da cirurgia, obrigados pelo papa, e passaram a exercer exclusivamente a função de ministros religiosos.

Chama minha atenção nesse episódio o fato de o ministro religioso também atuar como médico! Essa relação proporcionava maior proximidade do paciente e, consequentemente, da população em geral, o que com o tempo foi perdido. Parte da causa decerto foi a questão socioeconômica. Porém, muito se deve ao avanço da ciência e da tecnologia. Mais recentemente, com o crescimento dos planos de saúde e a percepção da necessidade de maior produtividade dos médicos, a riqueza do diálogo entre esse profissional e o paciente se perdeu, restringindo-se ao mínimo necessário.

Hoje é mais fácil e mais rápido prescrever um remédio contra o colesterol do que orientar mudanças de estilo de vida. É muito mais prático prescrever uma medicação anti-

-hipertensiva do que explicar as possibilidades de melhora do quadro se o paciente emagrecer e fizer exercícios físicos.

Vamos refletir um pouco: parece que esse tipo de medicina agrada a muita gente: agrada ao perfil de paciente que se recusa a trocar de hábitos, agrada à indústria farmacêutica, que pouco se manifesta no que se refere a mudanças no estilo de vida para melhoria da saúde, agrada aos convênios, que produzem consultas mais rápidas, e a uma parte expressiva de médicos, que não têm paciência de dialogar e interagir com seus pacientes.

Esse quadro atual é muito triste, mas nos últimos anos, por inúmeros motivos, não foram poucos os médicos que adotaram esse tipo de medicina em sua prática profissional. Olha-se o paciente, às vezes sem nem levantar da cadeira, solicitam-se exames, checa-se o resultado no retorno e prescreve-se um remédio.

Em 1993, Adail encontrou um médico que era diferente. Ao verificar uma alteração no exame de colesterol, o médico lhe mostrou dois caminhos. O primeiro seria tomar remédio e o segundo, adotar uma dieta e começar a prática de exercícios físicos. Não conheço esse profissional, mas tenho certeza de que ele jamais imaginou o resultado de sua recomendação.

Quando o cardiologista olha o resultado de um exame de colesterol alterado e orienta o paciente a fazer atividades físicas, um bom número deles não consegue implementar medidas eficazes para obter a esperada melhora do quadro. A experiência mostra que somente cerca de 20% dos pacientes seguem as recomendações indicadas. Mas o sr. Adail é aquele tipo de paciente que faz muito mais do que o combinado.

Desde menino, Adail era ativo. Em 1963, aos dezesseis anos, ele participou de uma corrida de rua vestindo calças, isto é, sem as vestimentas adequadas. No entanto, a experiência de sentir o vento bater no rosto e de flutuar entre as passadas já era bem conhecida. Na vida adulta, gostava de futsal. Jogava com os amigos do trabalho por puro lazer. Aos 45 anos de idade, já maduro, ciente de que a sua saúde inspirava cuidados, ele se viu diante de um problema: o colesterol alterado. As opções eram mudar o tipo de exercício físico ou tomar remédios para o resto da vida.

Adail começou a caminhar e logo voltou a correr para redescobrir aquilo que seria uma das maiores paixões de sua vida. O prazer foi tão grande que ele se tornou um "convertido". Seu olhar, seu jeito de falar e sua disciplina eram contagiantes, o que fazia as pessoas quererem experimentar aquilo que ele sentia. Familiares e amigos do trabalho, empolgados, o seguiram; ele chegou a convencer um diretor da empresa em que trabalhava a patrocinar uma equipe de corrida ou a comprar um par de tênis para algum funcionário promissor. Com alegria e altruísmo, Adail organizava tudo. Desde a tenda, a mesa de frutas para o café da manhã, o ônibus para levar o pessoal até o local da corrida... Enfim, ele trocou o remédio por uma paixão.

Após sua "conversão", correr virou parte de sua vida. Em 1998, às vésperas de completar cinquenta anos, em uma conversa sem maiores pretensões, Adail contou na empresa o seu sonho de correr a Maratona de Nova York, a rainha das maratonas. Os resultados de Adail eram tão bons, tão encorajadores, tão transformadores para os outros funcionários, que a empresa acabou por patrocinar sua ida a Nova York. No ano seguinte, ele teve o prazer de correr a mesma maratona ao lado do seu filho. Só quem é pai — e maratonista — sabe o que isso significa.

Os resultados que ele obteve na empresa só melhoravam, pois ganhou mais adeptos. Um ônibus passou a ser pouco para transportar todos os atletas de sua equipe. O entusiasmo de Adail uniu familiares e funcionários, e famílias foram transformadas pelo empenho pessoal de um homem entusiasmado.

Sua terceira glória viria em 2008, aos 59 anos. Às vésperas da aposentadoria, após trabalhar mais de trinta anos na mesma empresa, ele ganhou mais um patrocínio, então para correr a Maratona de Paris e comemorar seu aniversário de sessenta anos.

Ao olhar para trás, o que vemos é que uma conversa despretensiosa com o cardiologista, um exame de colesterol alterado e a recusa de tomar remédios para tratar de um problema que viria a melhorar com bons hábitos foram suficientes para mudar a história de centenas de pessoas.

Correndo, Adail comemorou cinquenta anos na Maratona de Nova York, sessenta na de Paris e, aos 68 anos, estava se preparando para correr a de Berlim, uma das maiores da Europa. Porém, antes, era necessário submeter-se a uma artroscopia, que deveria ser feita logo, para aguentar o impacto dos treinos.

No dia anterior à cirurgia, ele estava concentrado sozinho em casa. Ao sair do banho e secar-se, sentiu que a toalha estava batendo nas suas costas. Em seguida, o lado esquerdo do seu corpo parou e ele caiu no chão. Só conseguiu estender a mão para pegar o telefone e ligar para seu filho mais novo. Embora não conseguisse falar, entendia tudo o que acontecia ao redor. Aquele senhor, maratonista e homem corajoso, estava ali, no chão do banheiro, sozinho. Ele vivia o seu maior drama: um AVC, a segunda maior causa de morte no mundo.

O AVC se manifesta por isquemia, ou seja, queda do fluxo de sangue, no cérebro. E isso pode acontecer por dois mecanismos:

1. Entupimento na artéria que irriga o cérebro, o que resulta no AVC isquêmico. O entupimento pode ocorrer por duas razões: a aterosclerose, já discutida, ou a formação de um coágulo cardioembólico no coração, comum em casos de arritmia, de defeitos congênitos e de cicatrizes pós-infarto no músculo cardíaco. Esse coágulo se desloca até o cérebro e provoca o AVC.

2. Rompimento da artéria que irriga o cérebro, como no caso de um aneurisma cerebral ou de um pico elevado de pressão alta. Trata-se do AVC hemorrágico.

Os familiares chegaram e o encontraram jogado no chão. Correram para o hospital, onde ele logo foi admitido e levado para a tomografia. Com o diagnóstico confirmado, começou a receber remédios e aos poucos recuperou os movimentos. Aquelas horas pareceram uma eternidade. Até a manhã daquele dia, o sonho de Adail se concentrava em comemorar setenta anos na Alemanha, participando da Maratona de Berlim. Agora, era voltar a andar. Adail permaneceu internado, acompanhado pela equipe de neurologia, que iniciou os exames para entender o porquê daquele AVC.

Por muito tempo tentei imaginar o que se passou pela cabeça de Adail durante esse episódio. Nunca consegui entender ao certo, mas sempre tive a percepção de que, naqueles dias de internação, não havia o entendimento do tamanho do problema e das consequências que isso traria para a vida dele. Só o conheci depois da alta. Disseram que o encaminhariam para um cardiologista que também era maratonista e logo nos tornamos amigos. Coube a mim a difícil tarefa de pôr fim ao sonho dele de correr em Berlim. A hipótese era de que a causa do AVC havia sido uma arritmia transitória, mas grave o suficiente para causar outro acidente.

Só conseguimos fechar o diagnóstico meses depois, com exames de acompanhamento, contudo foi possível comprovar que tínhamos indicado o tratamento correto e seria necessário realizar um procedimento chamado estudo eletrofisiológico, um cateterismo do coração para "queimar" os fios da arritmia causadores do problema. Encaminhei os exames para um ex-professor e também amigo, que cuidou muito bem de Adail, cujo procedimento foi bem-sucedido.

Apesar de desautorizá-lo a correr 42 quilômetros, ele foi autorizado a correr distâncias menores. Um ano após o AVC, tive o prazer de correr ao seu lado e de outros pacientes, em uma equipe formada dentro do contexto da nossa clínica. Coincidentemente, aquela corrida foi realizada no mesmo dia que a da Maratona de Berlim. Ele correu cinco quilômetros como se fossem 42, não pelo esforço ou o cansaço (isso ele tirou de letra!), e sim pela satisfação. Sua maior alegria foi superar uma maratona de fatos que se tornou uma luta pessoal pela própria vida. Quando olha para trás, Adail orgulha-se de ter transformado inúmeras vidas, a começar pela sua, de ter sido exemplo para seus filhos, familiares, colegas de trabalho e tantos outros que, por seu intermédio, tiveram a vida literalmente salva.

De vez em quando, ainda recebo, pelo celular, com muita satisfação, fotos com medalhas. Com frequência, Adail ganha troféus na categoria de 70 a 99 anos, e, no dia 8 de abril de 2018, não correu a Maratona de Berlim — essa ele correria sozinho. Adail completou setenta anos correndo com seus filhos, todos com uniformes que continham dizeres em sua homenagem. Sua festa de aniversário foi montada em uma tenda, na lagoa do Taquaral, em Campinas, São Paulo, durante uma corrida de rua.

O exemplo de Adail me fez lembrar do dr. Drauzio Varella, de quem sou admirador. Ele começou a correr aos cinquenta anos de idade para provar que estava bem, que não estava entrando em uma fase decadente de sua vida. Comparo-o a Abilio Diniz, que, enquanto enfrentava a maior crise do grupo Pão de Açúcar, do qual era presidente, viu na corrida a oportunidade de um novo aprendizado. Seu filho terminara a Maratona de Nova York e Diniz teve a percepção de que tinha diante dele a metáfora do que a empresa precisava para sobreviver. Eles montaram a equipe Pão de Açúcar, que teve um significado indelével para o atletismo nacional, ao levar o mais pobre dos funcionários a correr ao lado dos proprietários da empresa.

Aos 45 anos de idade, seguindo a orientação de um cardiologista, Adail começou a curar-se do AVC que sofreria aos 68 anos. Muito provavelmente aquele profissional jamais imaginou que mudaria a vida de centenas de pessoas dentro da empresa em que Adail trabalhou por mais de trinta anos. Aquela orientação simples e rápida foi uma semente que caiu em solo fértil. É por isso que eu sempre digo aos meus pacientes: o mais importante é a conversa no consultório. É o diálogo, é o olhar no olho, o abraço, a negociação para implementar mudanças na rotina capazes de transformar a vida de uma pessoa para sempre. Não há dúvida de que o AVC seria muito mais grave se Adail não fosse um praticante regular de atividades físicas.

Quando lembro a história de Adail e reflito sobre a importância que aquele cardiologista teve na vida dele, tenho a certeza de que a minha missão é semear. Em um único dia trabalhando em meu consultório, consigo lançar milhares de sementes ao vento. Quando reflito sobre o poder transformador que uma pessoa inspirada tem sobre a vida de dezenas de outras, eu me dou conta de que o caminho certo é voltar à medicina do monge. Claro que não estou me referindo ao sentido religioso, e sim ao envolvimento pessoal entre cada parte. As tecnologias são maravilhosas, empolgantes, às vezes assustadoras. Mas, no consultório, as pessoas buscam mais do que uma receita médica — elas buscam compreensão, aceitação, orientação, diálogo e esperança.

Cada vez que tenho a oportunidade de tomar um café com Adail, volto com novas ideias. O meu ânimo se renova para tentar estimular meus pacientes a se envolverem nas corridas de que participo, ou a começar a fazer caminhadas simples, não importa. E como é motivador poder olhar essa sequência de eventos de sucesso na vida de uma pessoa...

Foram histórias como essa que me levaram a escrever um livro sobre cura. Adail ainda tem de tomar alguns comprimidos todos os dias. Como alguém que conheceu a cura pode ser "dependente" de medicação para o resto da vida? Olhe para a história dele, veja o que ocorreu, perceba como ele se livrou do pior, como se recuperou. Na Medicina de Estilo de Vida, a cura começa antes de a doença aparecer.

QUANDO A CAMINHADA PODE MUDAR SUA VIDA: CONHEÇA O DESAFIO DOS 10 MIL PASSOS POR DIA

Depois que se começa a praticar corrida, é difícil não se apaixonar. Assim foi com Adail, assim foi comigo. Aos 31 anos de idade, jovem, desfrutando de todos os benefícios da endorfina, da serotonina, da dopamina e de todos os outros hormônios e neurotransmissores que causam prazer no cérebro, depois de cada treino eu queria que todos começassem a correr o quanto antes! Decidi estudar medicina do esporte, nutrição — enfim, minha mudança de hábitos trouxe forte impacto à minha vida profissional. Nesse período, inspirei, e continuo a inspirar, pacientes a praticar corrida. Em várias ocasiões corri ao lado deles, acompanhando e motivando-os em suas primeiras meias-maratonas ou maratonas inteiras.

No entanto, eu esbarrava em um problema. Toda vez que orientava o paciente sobre a necessidade de iniciar uma atividade física, ouvia a mesma pergunta: "Então devo caminhar, doutor?". Ao explicar para o paciente termos como metabolismo energético, gasto calórico e fisiologia do exercício, eu dizia: "Caminhada é melhor que nada, porém é pior que todo o resto". De fato, originalmente a caminhada não é a melhor opção quando o paciente precisa reverter um processo de doença instalado há anos, como gordura no fígado, diabetes, pressão alta ou alteração do colesterol, pois, por se tratar de um exercício mais leve, não promove um gasto energético muito grande e, portanto, não resulta em condicionamento cardiovascular como outras atividades mais intensas como a corrida, o ciclismo ou algum tipo de luta. Comecei a ficar incomodado. Por que as pessoas gostam tanto de caminhar? Porque é barato, prático, não exige muita preparação nem dinheiro.

Um dos problemas da caminhada está, por exemplo, na velocidade. Certa vez, encontrei na lagoa do Taquaral, em Campinas, um paciente que precisava emagrecer cerca de vinte quilos. Caminhando aos risos a uma velocidade de passeio, enquanto conversava com os amigos, ele foi ultrapassado por uma jovem senhora que caminhava em velocidade de marcha com a face concentrada no esforço, visivelmente fazendo força. Qual foi a melhor caminhada?

Minha ideia de estudar novamente se baseava no desejo de encontrar uma solução, um método cientificamente comprovado para ajudar os pacientes, tanto os que atendo em meu consultório como os que me seguem nas redes sociais. Eu precisava de um parâmetro, de uma metodologia. Tinha de ser algo fácil e aplicável a qualquer pessoa, de todas as classes sociais.

Durante uma tarde, mergulhei nos estudos, determinado a entender o mecanismo que envolve a caminhada. Abri o *PubMed*, um portal científico que reúne os principais artigos científicos internacionais, e digitei como palavras-chave: "Quantos passos por dia são necessários para uma vida saudável?". Eu me surpreendi com o volume de informações sobre esse assunto.

No contexto científico ou metodológico, precisamos de parâmetros. Sabemos que uma variável como a velocidade[1] é a melhor opção. Poder avaliar a caminhada em passos por minuto, por exemplo, é uma variável satisfatória. Se há acesso a dispositivos como relógios e pedômetros, a velocidade de cem passos por minuto pode ser considerada uma ótima cadência para sua caminhada.

Mas isso ainda é pouco aplicável. Avaliar a atividade física e o estilo de vida tem de ser um procedimento simples e mensurável, algo que possamos comparar com o que apresentam os estudos científicos. Por isso, avaliar o número de passos por dia é a melhor opção porque permite avaliar ao menos a quantidade de movimento executado no dia.

Vários pacientes pensam que se movimentam muito no trabalho, porém, quando adicionamos à sua rotina uma avaliação com um pedômetro, o que se verifica são níveis insatisfatórios quanto ao número de passos ao longo do dia. É mais percepção do cansaço, decorrente do estresse e das tensões do dia, do que propriamente movimento.

Antes de falarmos de números, vamos conversar sobre a forma como se avalia o nível de sedentarismo antes de planejar o desafio. Existem duas maneiras comuns de avaliar o número de passos diários. A primeira, e a mais barata, é baixar um aplicativo de pedômetro no celular. Existem inúmeros aplicativos que podem ser selecionados de acordo com o gosto do paciente. Basta digitar no celular a palavra "pedômetro" e escolher a interface que mais agrada. Porém, ele apresenta uma limitação: só é possível contar os passos quando se está com o celular junto ao corpo. Para mulheres que usam celular na bolsa, pode ser um problema.

A segunda maneira mais prática consiste em adquirir um relógio que conte o número de passos dados. Existem relógios de todos os preços, e alguns deles avaliam a frequência cardíaca e o número de passos. Segundo minha experiência pessoal, quando eu uso celular e relógio para comparar as duas metodologias, o celular chega a contar de mil a 2 mil passos a menos que o relógio.

Dito isso, resta construirmos o entendimento de como funciona o raciocínio envolvendo o número de passos diários para sair do sedentarismo. Nesse método, escolhe-se uma única variável para avaliar a atividade física: o número de passos dados diariamente. Não se leva a velocidade em conta, tampouco a roupa com que se dão os passos — com roupa de ginástica ou de pijama ao redor do sofá. Escolhemos uma única variável e nos concentramos nela a fim de obter os melhores resultados.

Vale lembrar que, se escolhemos o número de passos por dia como a principal variável, então será necessário cumprir a meta todos os dias da semana para sair do sedentarismo. De segunda a segunda, o paciente terá de concluir a meta, sempre motivado pela preocupação de incluir mais movimento no seu dia. Por exemplo, se você vai a um shopping ou a um supermercado, talvez estacionar o carro em uma vaga bem distante do acesso às lojas seja um benefício para o desafio de passos. Caso seja usuário de transporte coletivo, desça um ou dois pontos antes do seu destino; pode ser uma ótima opção para caminhada. Pequenos deslocamentos, como ir ao mercado do bairro ou à padaria para uma pequena compra, também ajudam. Que tal deixar o automóvel em casa? Assim você poderá incluir propositalmente movimentos e passos adicionais em seu dia.

Se você caminha menos de 5 mil passos por dia, considere-se sedentário.[2] Com base em um diagnóstico inicial, a cada 2 mil passos adicionados diariamente, discute-se na literatura que o ganho é muito relevante. Por exemplo: uma pessoa que dá 3 mil passos por dia no início de um projeto de caminhada deveria usar como referência 5 mil passos por dia na primeira semana, 7 mil na segunda e 9 mil na terceira para chegar à meta dos 10 mil na quarta semana.[3] No caso dos idosos, os estudos evidenciam que menos da metade consegue alcançar essa meta. Entretanto, esse é um grupo bastante heterogêneo. Um idoso de 68 anos, por exemplo, que caminha, dirige e não tem restrições deve ser encorajado a caminhar os 10 mil passos por dia, enquanto um que se encontra institucionalizado em uma casa de repouso pode ter enorme benefício no que se refere à qualidade de vida se for encorajado a dobrar o número de passos que faz inicialmente.[4]

Avaliação do nível de atividade física e estilo de vida de acordo com o número de passos por dia	
< 2500	Muito sedentário
2500-5000	Sedentário
5000-7000	Levemente ativo
7000-10 000	Moderadamente ativo
> 10 000	Muito ativo

Em 2007, um grupo canadense publicou uma revisão[5] na literatura relativa ao desafio dos 10 mil passos. Após uma análise detalhada dos estudos, os pesquisadores concluíram que a melhor forma de atingir essa meta é introduzir atividades mais intensas. De acordo com a intensidade, o indivíduo pode adicionar uma quantidade de passos no cálculo diário.

Veja na tabela a seguir que algumas atividades não envolvem necessariamente a caminhada, mas é possível, pela intensidade do exercício, encontrar uma tabela de equivalência para calcular a quantidade de atividade física por dia adaptada ao desafio dos passos.

Equivalência de atividades físicas e número de passos por minuto em velocidade baixa	
Fazer uma corrida rápida	300 passos
Subir escadas com as compras; nadar (modalidade costas); jogar tênis	180 passos
Mudar os móveis de lugar; limpar o quintal; jogar basquete	150 passos
Jogar vôlei; cavalgar; praticar tai chi; caminhar por prazer; passar pano no chão da casa	125 passos
Cozinhar em pé; arrumar a cama; ficar em pé por longo período em uma fila	45 passos
Assistir à televisão; trabalhar sentado; falar ao telefone sentado	0 passo

FONTE: Bernard C. K. Choi et al., "Achieving the Daily Step Goal of 10,000 Steps: The Experience of a Canadian Family Attached to Pedometers". *Clinical and Investigative Medicine*, v. 30, n. 3, pp. 108-13, jun. 2007. Disponível em: <https://cimonline.ca/index.php/cim/article/view/1078>. Acesso em: 28 jan. 2021. (Adaptado.)

Foi com base nessas descobertas que desenvolvi para meus pacientes o "desafio dos 10 mil passos por dia". O propósito é encorajar o paciente a alcançar um nível melhor de saúde em três meses. O foco inicial é sair do sedentarismo por apenas três meses; é um tempo suficiente para transformar um esforço em rotina e ajudar a pessoa a sentir os resultados na própria saúde. Um estudo carinhosamente denominado *Happy Feet* dedicou-se a avaliar as alterações psicológicas identificadas nos pacientes após um desafio de cem dias para alcançarem os 10 mil passos diários. Os pesquisadores descobriram que esse é o tempo necessário para reduzir sintomas de depressão e ansiedade e aumentar a percepção de felicidade e prazer por intermédio do aumento da qualidade de vida.[6]

Em outro estudo realizado com adultos com sobrepeso, o desafio dos 10 mil passos foi estendido por 36 semanas, mas, na avaliação da vigésima semana, os principais efeitos já haviam sido sentidos, com perda média de peso de dois quilos, além de melhora do colesterol e dos triglicérides, com uma medida simples: baixar um aplicativo do celular ou, idealmente, comprar um relógio simples para contar o número de passos por dia, como mencionado anteriormente.

Com pequenas modificações nos seus hábitos, você começa a ver melhoras expressivas nos índices do seu exame de sangue, aproximando-se desse modo, a cada dia, da sua cura.

7. Pilar 2: Manejo do estresse (a crise do autocuidado dos médicos)

Os últimos anos da faculdade de medicina e os primeiros anos de profissão são verdadeiras provas de fogo para jovens médicos. Assim como em todas as áreas, e guardadas as devidas proporções, também há entre os médicos um pensamento inconsciente de que, para se tornar um profissional bem preparado, é preciso passar por um processo de sofrimento, como se fosse um rito de iniciação.

A necessidade de sofrimento para a redenção é um conceito que está presente na experiência e na história da humanidade, desde as culturas mais primitivas até as mais modernas. Em setores e grupos que trabalham com a transcendência, essas ideias ainda são fortes: para subir de nível, são necessários sacrifício e dor (quem nunca viu ou ouviu a frase "*No pain, no gain*", isto é, "Sem dor, sem ganho", como referência de que somente o sacrifício na atividade física pode trazer mudanças significativas?). Ao sobreviver a essa prova de fogo, alcançam-se honra e dignidade.

Assim é também na carreira médica. Quando passam para o quinto ano da faculdade de medicina, os alunos entram na última fase de graduação, o chamado internato. É durante esse período que começam a trabalhar em plantões e na assistência direta ao paciente de maneira mais regular e sistemática. Nessa fase, as aulas são reduzidas a 10% do tempo de estudos, enquanto os outros 90% são utilizados na prática assistida por professores e médicos assistentes.

Esse é o momento mais glorioso da graduação, pois é quando o jovem começa a assumir a postura de médico. A cada semana, é possível constatar o crescimento na experiência e na vivência na prática da medicina. Mas há uma conta a pagar por isso: é quando se começa a ver o sofrimento humano mais de perto, e não mais do ponto de vista teórico. É também quando se aprende a olhar o rosto dos pacientes, muitas vezes com expressões de dor e sofrimento. O jovem médico passa a lidar com as situações de vida e morte a cada minuto, passa a observar o estresse e o cansaço dos médicos mais velhos e constrói em sua mente um sistema de valores e crenças que carregará ao longo de sua vida profissional e pessoal. Essa experiência demanda centenas de horas de privação de sono e de cansaço.

Depois de sair da graduação, dá-se início à residência médica, um período de especialização caracterizado por alta carga horária de plantões e atividades, com aumento da responsabilidade supervisionada e aprendizagem intensa junto ao paciente. É um momento de grande crescimento.

As responsabilidades na hierarquia do hospital aumentam, as cobranças crescem, ou seja, as dificuldades são maiores. Em um hospital-escola, o médico residente é o responsável mais direto pela assistência ao paciente e ainda deve supervisionar os alunos do quinto e do sexto anos de medicina. Enfim, é preciso cumprir uma escala de supervisões até chegar ao cargo de chefe: inicia-se como aluno, passa-se a residente, a médico assistente e a chefe do departamento. São etapas necessárias para que os mais jovens aprendam a lidar com a alma humana doente, em seu instante de maior fragilidade.

Foi nos meus anos de internato e residência que a doença resultante dos maus hábitos que cultivei marcou meu corpo com sobrepeso e outras alterações. Meu peso aumentou demais, e os exames de sangue se alteraram rapidamente. Mas o ponto que quero destacar é que a doença que contraí se instala lenta e sorrateiramente. Pior: eu não me via como uma pessoa obesa, apesar de todos os exames e o peso comprovarem o que acontecia a cada nova compra de roupas: aumento ano a ano do número da calça.

Durante o segundo ano de residência, no estágio de nefrologia, imediatamente antes de toda a mudança acontecer, eu estava no ambulatório de hipertensão arterial. Chamei uma jovem senhora de aproximadamente quarenta anos de idade, com quadro clínico estável do ponto de vista da hipertensão e da doença renal. Porém, ela estava muito fragilizada emocionalmente, com a autoestima baixa em função de um quadro de obesidade que complicava outros índices, como diabetes e hipertensão. Ela trabalhava em casa, cuidava dos filhos e do lar, contudo se mostrava muito ansiosa e dizia cozinhar muito bem. Essa combinação de fatores era extremamente prejudicial para a saúde dela.

Em 2009, a cirurgia bariátrica ainda não estava difundida no Brasil como se vê hoje. Os critérios do serviço médico para indicar um paciente para esse tipo de cirurgia eram bem mais rigorosos. Exigiam-se, por exemplo, adesão a um programa de emagrecimento com nutricionista e psicólogo e a comprovação de que o tratamento anteriormente prescrito havia falhado. Apesar de hoje em dia ainda haver alguns pré-requisitos, tudo é bem mais flexível. Essa paciente me pediu um laudo atestando que ela já havia se tratado com uma nutricionista da instituição sem chegar a um resultado positivo. Consultei o prontuário médico dela e tudo o que havia registrado era uma consulta com nutricionista, sem retorno com o profissional — na verdade, o que aconteceu foi o abandono completo do tratamento. Eu não poderia escrever a carta que ela solicitara, seria falsa. Havia uma falha no tratamento, mas era relativa à assiduidade da paciente às consultas. E havia outra contraindicação: o quadro compulsivo. Pacientes com quadros psiquiátricos tendem a não evoluir bem após a cirurgia bariátrica, pois, geralmente, eles deslocam a compulsão para outros elementos, desde o consumo de alimentos com alta densidade calórica, como leite condensado, até casos de etilismo, o desencadeamento de outras doenças psiquiátricas e, em situações raras, suicídio.

Quando informei que não faria a carta solicitada, a paciente começou a chorar copiosamente. Eu já havia experimentado o choro de pacientes no consultório por motivo de óbito e de diagnóstico de doença grave, mas aquela foi a primeira vez que alguém chorou por conta de uma negativa a um pedido de laudo falso. Quando tentei argumentar, ouvi: "Doutor, o senhor também é gordo! O senhor sabe como é difícil!".

Aquelas palavras foram fatais para mim. Pela primeira vez na vida, eu recebi uma indicação sincera da minha doença. Eu recebi um diagnóstico clínico vindo de um paciente. Gordo! Eu? Como assim? "Tudo bem" que eu abandonei a prática esportiva nos primeiros anos de faculdade; "tudo bem" que os plantões e as madrugadas a fio me levavam a comer pizza, lanches, salgados e chocolates a qualquer hora do dia; "tudo bem" que a minha calça estava aumentando de tamanho. A verdade é que o diagnóstico que recebi não exigia a necessidade de estudo; bastava olhar para um médico obeso para ver que ele está... obeso! Pois foi assim que pela primeira vez me dei conta de que havia algo errado com minha saúde.

O grande problema das doenças relacionadas com o comportamento é que elas começam com uma demanda social, como "passar no vestibular", "ganhar mais dinheiro para comprar uma casa", "casar-se" ou "estudar demais por conta da residência médica", "ter filhos". Como são eventos importantes, você avalia que deve abrir mão de um pilar essencial de um estilo de vida saudável.[1] Para a Medicina de Estilo de Vida, esses pilares são dieta, atividade física, controle do peso, controle do estresse, manutenção do equilíbrio corpo-mente, espiritualidade, interrupção do cigarro e outras substâncias tóxicas, planejamento de aderência a um tratamento crônico e sono.

Via de regra, abrimos mão de mais de um pilar ao mesmo tempo e continuamos a viver segundo o que julgamos ser prioridade no momento. No meu caso, abri mão do sono, da atividade física, do descanso, das relações sociais, da boa alimentação (vamos conversar mais detalhadamente a respeito disso no próximo capítulo). Em resumo, eu deixei de lado todos esses pilares pensando que essa seria a decisão mais acertada, seria o melhor caminho para cumprir a missão que eu havia me proposto. De repente, porém, percebi que teria de salvar a minha própria vida para poder salvar a dos outros.

Este é um problema comum entre os médicos: a percepção de que há um aspecto sacrificial envolvido na carreira, somado à cobrança que fazemos a nós mesmos, desde o vestibular até a residência. Além disso, há nesse meio intensa competição, o que sobrecarrega o jovem que ainda não tem maturidade para equilibrar adequadamente as exigências da vida. Então, os desequilíbrios se manifestam de várias maneiras. Em mim, foi por meio da obesidade e da síndrome metabólica, mas, é bom destacar, o índice de doenças entre médicos é alarmante.

Outro exemplo comum entre os médicos é o consumo de substâncias psicoativas. Um grupo da Universidade Federal de São Paulo (Unifesp), depois de entrevistar cem médicos não residentes, escolhidos aleatoriamente, publicou um estudo em 2008[2] acerca do uso de drogas entre esses profissionais. Os números chamam a atenção: 67,5% conheciam algum colega que usava substâncias psicoativas de maneira abusiva e julgavam que esses colegas precisavam de ajuda. O índice foi de 41% quando se perguntou sobre drogas disponíveis em ambiente cirúrgico. Desses médicos, 68% revelaram que o acesso a psicotrópicos é fácil, 60% opinaram que médicos são mais suscetíveis à dependência química e 88% consideravam difícil a procura por ajuda especializada, fosse pelo acesso não facilitado a serviços especializados, fosse por resistência do profissional. Em outras palavras, quase a metade dos colegas médicos entrevistados conhecia um profissional viciado nas medicações disponíveis no hospital, via de regra no centro cirúrgico, na UTI ou na sala de emergência.

Esse mesmo grupo da Unifesp publicou quatro anos mais tarde uma avaliação do perfil dos médicos anestesistas que frequentavam um ambulatório de dependência química desenvolvido exclusivamente para médicos.[3] O resultado obtido demonstrou que 35% dos entrevistados tinham problema com álcool, 35% tinham problemas com benzodiazepínicos (medicação calmante forte usada para transtornos psiquiátricos, crises de ansiedade ou anestesia), 60% usavam opioides (medicação derivada da morfina usada em centro cirúrgico para anestesia), 10% faziam uso de maconha, 10%

de anfetaminas e 6% de outras drogas. Ou seja, o perfil de dependência desses profissionais, completamente diferente do da média da população, é alarmante.

A conclusão que se pode tirar desse quadro é de que a forma de vida de um médico é tão patogênica, tão capaz de induzir doença, quanto a de qualquer pessoa em situação semelhante. É por isso que os dados entre médicos são tão relevantes: eles podem ser aplicados a advogados estressados, a policiais, professores, em especial os da rede pública de ensino, a assistentes sociais, enfermeiros, executivos — uma série de carreiras que submetem seus profissionais a uma carga de trabalho e a um estresse desumanos, capazes de produzir doenças em série. O caso de médicos e dos profissionais de saúde chama atenção porque eles são os profissionais treinados para tratar da saúde da população, mantendo-a e produzindo a cura; o paradoxo é que têm de enfrentar verdadeiras epidemias no local onde deveriam gerar saúde para os outros e para si mesmos.

Outro problema grave que tem acometido os profissionais médicos, talvez mesmo em maior proporção que a dependência química, é a chamada síndrome de *burnout*. Em inglês, *burnout* significa "queimar-se", "consumir-se". A descrição dessa síndrome foi feita, em 1974, pelo psicólogo estadunidense Herbert Freudenberger. Caracteriza-se por desmotivação, depressão, despersonalização, que é a perda das características individuais e a capacidade de interagir com as pessoas. Em geral, essa síndrome é observada pelos pacientes quando os médicos se mostram indiferentes ao sofrimento humano, quando perdem a empatia e eventualmente destilam ironia ou agressividade. Em casos mais graves, pode haver agressões verbais veladas, que geram muita frustração no paciente.

Você já foi atendido por um médico assim? Muita gente foi e infelizmente se trata de um problema grave, que acomete profissionais que lidam diretamente com o grande público, como enfermeiros, recepcionistas, policiais, professores, atendentes de telemarketing, entre outros, em que a cobrança é excessiva e a carga horária, alta. Na prática da medicina, esses fatores são reforçados pela competição, o que torna o profissional suscetível ao *burnout*. Para agravar o quadro, a maior parte das pessoas não identifica a necessidade de tratamento e cuidado médico e mantém suas práticas profissionais mesmo estando doentes. Isso representa um perigo para a vida dos pacientes.

A sociedade tem grande dependência dos profissionais expostos aos fatores desencadeadores dessa síndrome e precisamos que eles estejam com o estado emocional em ordem, com o humor estável e a mente ativa para desenvolverem bem seu trabalho.

Em um estudo publicado na *Revista Brasileira de Saúde Ocupacional*,[4] em 2018, um grupo de médicos de Maringá, no Paraná, revisou dezenas de trabalhos científicos que discutiam a prevalência de *burnout* entre médicos. As especialidades que mais apresentaram a síndrome foram: medicina de UTI (22%), medicina de família (17%), emergências (17%), medicina interna (15%), ortopedia (14%) e infectologia (14%). Todas têm em comum duas características: estão de alguma maneira relacionadas com maior estresse, em razão de lidarem com doenças graves, terminais, e carga de trabalho muito intensa. A medicina de família é emblemática: apesar de lidar com pacientes menos complexos, seus profissionais são diretamente cobrados, tanto pela população como pelos gestores, por melhores resultados. Estudos estimam que o risco de a população médica apresentar *burnout* é cinco vezes maior do que o da população em geral,[5] ou seja, médicos precisam de ajuda, médicos também precisam encontrar sua cura. Devo dizer que flertei com o *burnout* no meu primeiro ano depois de formado. Em janeiro de 2007, recebi meu registro do Conselho Regional de Medicina e estava apto para atuar. Ao longo do sexto ano de faculdade, amadureci a ideia de servir às Forças Armadas como médico. Eu estava em busca de uma experiência diferente, estava cansado dos plantões, da cobrança de mais preparo para a prova de residência e queria juntar algum dinheiro antes de iniciar essa etapa do curso de medicina.

A jornada na faculdade me impedia de trabalhar. O tempo dedicado ali é mais que integral, pois havia inúmeras atividades extracurriculares à noite. Por essa razão, eu não queria mais depender financeiramente dos meus pais. Estava noivo, pretendia me casar em breve e o valor da bolsa da residência não era satisfatório.

Além disso, servindo às Forças Armadas, havia a possibilidade de trancar a vaga na residência por um ano, como se eu estivesse cumprindo serviço militar médico obrigatório. Então, fiz mais uma prova, a do Exército, cujo resultado apontaria o lugar onde eu iria servir. Afinal, em virtude do bom resultado, pude escolher ficar na cidade de São Paulo, no 21º Depósito de Suprimentos do Exército (21º D Sup), no bairro da Lapa. Desse modo, eu poderia ficar na casa dos meus pais por um ano e aproveitar a companhia deles antes de me mudar definitivamente para Campinas, onde faria a minha residência e me estabeleceria como cardiologista.

Entrar no Exército não foi um problema para mim. Eu sempre tive muita disciplina e senso de hierarquia e confesso que tirei de letra o Estágio para Área de Saúde. Mas, quando cheguei ao 21º D Sup, comecei a assumir muitos plantões.

O trabalho no quartel era tranquilo. Cuidava da tropa, dava assistência aos acampamentos, a outras unidades militares que eventualmente precisassem, porém aos poucos passei a fazer muitos plantões noturnos em outros empregos. Então, cheguei ao mês de outubro daquele ano com quatro plantões semanais, além do trabalho no Exército. Eu praticamente morava dentro do meu carro. Andava para lá e para cá com roupas, camisas e trocas de jaleco para farda, da farda para o jaleco. Comia mal, dormia pior ainda. Preservei apenas o domingo para ficar com a família; de resto, era muito trabalho e pouco descanso.

Essa mistura causou o inevitável: no mês de novembro eu não me reconhecia mais. Sentia um nível impressionante de cansaço e desânimo com as coisas ao meu redor. Muita irritabilidade, pouca flexibilidade no relacionamento interpessoal e baixa tolerância com frustrações. Nunca destratei um paciente, no entanto não é preciso destratar uma pessoa para não ter empatia por ela. Naquele curto período de tempo, confesso que me perdi. A minha sorte foi ter um insight durante o feriado de 15 de novembro daquele ano. Eu percebi que estava 100% melhor no primeiro dia de trabalho depois de um descanso de quatro dias.

Mesmo sem dar o nome de *burnout* ao que eu estava sentindo, percebi que a solução seria tirar o pé do acelerador. Embora aos 24 anos de idade estejamos no auge do vigor físico, o corpo exige respeito. E foi o que fiz: naquele mês de dezembro dei uma grande manifestação de respeito ao meu corpo e diminuí a carga de plantões, já que em fevereiro do ano seguinte começaria a residência médica, o que, com efeito, exigiria muito do meu corpo.

Infelizmente, caro leitor, essa história que contei aqui não é incomum. Grande parcela dos profissionais médicos assume mais responsabilidades do que deveria e começa a pagar o preço. A primeira a cobrá-lo é a saúde emocional. A conjunção dos sintomas que descrevi aqui vem sendo chamada de crise do autocuidado médico. A classe médica tem um nível de autocuidado baixo, por isso seus profissionais aos poucos são acometidos por doenças relacionadas ao comportamento. A cada dia fazemos uma nova escolha errada: um dia abrimos mão da atividade física pelo vestibular, depois da alimentação saudável por conta das provas, depois do sono pelos plantões, que são obrigatórios. Mais tarde, quando não há mais essa obrigatoriedade, parece que, ainda assim, seríamos médicos menores ou com menos valor se não dedicássemos boas madrugadas aos pacientes. O problema é emendar as madrugadas nas manhãs e ficar quase dois dias sem dormir! Como alguém pode prestar o melhor atendimento nessa condição?

Reiterando, a sobrecarga de trabalho e o estresse levam ao abandono do autocuidado. É notável que dia a dia, decisão após decisão, o profissional que escolheu salvar vidas começa a abrir mão da própria saúde. Assim como eu, muitos médicos trilham esse caminho.

Em revisão de 2012,[6] um grupo da Universidade de São Paulo (USP) listou estudos que mostram que a prevalência de obesidade entre estudantes de medicina chega ao dobro do que se verifica em outros cursos. Na mesma revisão, outro relato apresentado dá conta de que a prevalência de sobrepeso entre residentes era 50% maior. Ou seja, os médicos vivem os mesmos dilemas e dramas da população, com problemas da mesma natureza. Médicos são pessoas comuns, que também enfrentam problemas, tristezas e dificuldades no que se refere ao autocuidado.

É interessante mencionar que o paciente sempre quer

107

um exemplo. Se o médico faz atividade física, o paciente também fará; se o médico faz dieta, o paciente também fará; se o médico cozinha em casa, o paciente também preparará suas refeições. O paciente reproduz o que o médico faz, e a pergunta que surge é: não seria uma boa iniciativa começar a conscientizar mais intensamente os médicos a produzirem resultados melhores nos índices de saúde da população?

Se o profissional de saúde consegue identificar os problemas relacionados a dores e enfrentá-los da maneira correta, como eu enfrentei, será possível viver plenamente o conceito de saúde da oms. Em outros termos, quando entendemos que o problema da saúde está além da doença, mudamos nossos horizontes e compreendemos que a rotina tóxica pode nos fazer cair doentes. O mesmo pode ser dito de más escolhas e de madrugadas em claro. Não são doenças necessariamente biológicas, mas elas participam da montagem de um quebra-cabeça que, um dia, vai resultar em alguma doença biológica.

BURNOUT: UMA EPIDEMIA SORRATEIRA
Profissões de risco
Médicos
Enfermeiros
Atendentes de telemarketing
Professores
Recepcionistas
Jornalistas
Bombeiros
Advogados
Agentes penitenciários

Principais sintomas

- Cansaço excessivo, físico e mental.
- Dor de cabeça frequente.
- Alterações no apetite.
- Insônia.
- Dificuldades de concentração.
- Sentimentos de fracasso e insegurança.
- Negatividade constante.
- Sentimentos de derrota e desesperança.
- Sentimentos de incompetência.
- Alterações repentinas de humor.
- Isolamento.
- Fadiga.
- Pressão alta.
- Dores musculares.
- Problemas gastrointestinais.
- Alteração nos batimentos cardíacos.

Como prevenir

DESCANSAR — Valorize as horas de sono e os momentos de descanso no seu trabalho.

Manter o EQUILÍBRIO entre o trabalho, lazer, família, vida social e atividades físicas, e:

- Defina pequenos objetivos na vida profissional e pessoal.
- Participe de atividades de lazer com amigos e familiares.
- Faça atividades que "fujam" à rotina diária, como passear, comer em restaurante ou ir ao cinema.
- Evite o contato com pessoas "negativas", especialmente aquelas que reclamam do trabalho ou dos outros.
- Converse com alguém de confiança sobre o que está sentindo.
- Faça atividades físicas regulares. Pode ser academia, caminhada, corrida, bicicleta, remo, natação etc.
- Evite consumo de bebidas alcoólicas, tabaco ou outras drogas, porque só vai piorar a confusão mental.
- Não se automedique nem tome remédios sem prescrição médica.
  FONTE: Ministério da Saúde do Brasil.

8. Pilar 3: Relações sociais (abraços que curam)

Quem quer viver até os cem anos de idade?

Essa pergunta pode parecer superficial. Com toda a tecnologia de que dispomos hoje, a pergunta mais adequada talvez seja: *como* você quer viver até os cem anos? Cada vez mais encontramos pessoas que conseguem ultrapassar essa barreira mantendo qualidade de vida e estendendo seus anos na Terra com saúde e sentido.

Para compreender como a longevidade pode ter qualidade, a ciência identificou as chamadas *blue zones*,[1] ou seja, cidades com os maiores percentuais de centenários no mundo. São elas: Loma Linda (Estados Unidos), Nicoya (Costa Rica), Sardenha (Itália), Icária (Grécia) e Okinawa (Japão).

Tais cidades, embora tenham culturas diferentes, apresentam estilos de vida semelhantes. Os principais pontos em comum dessas populações são ações como as exemplificadas a seguir:

- movimentar-se faz parte do dia e elas o fazem em grande quantidade;

- contam com um senso de propósito para sua existência;

- desfrutam momentos de quietude e controle do estresse (seja por meio de uma oração, de uma soneca depois do almoço ou de meditação);

- controlam a alimentação (regra dos 80%: quando sentem que estão 80% satisfeitos, param de comer);

- consomem pratos baseados em plantas (não só, porém predominantemente);

- apresentam senso de pertencimento dentro da comunidade — são comunidades que valorizam os idosos em vez de excluí-los;

- valorizam a família como prioridade total em suas vidas;

- entendem que vivem no lugar certo, ou seja, sentem contentamento por estarem onde estão e viverem como vivem — são libertas da eterna sensação de vazio ou de insuficiência que a economia de consumo promove.

A população de Okinawa preza o chamado *Ikigai*, que é basicamente o motivo pelo qual acordamos todos os dias. A existência de um propósito pode aumentar a expectativa de vida de uma pessoa em até sete anos, o que é maravilhoso.

Em função da minha atividade profissional, sou um observador da vida real. Quando converso com meus pacientes sobre as diferentes estratégias da Medicina de Estilo de Vida para o controle de doenças crônicas, sempre faço um alerta utilizando a frase "A vida real se impõe". Avalio que ela é especialmente importante para planos de longo prazo, como emagrecimento saudável, controle da hipertensão arterial e do diabetes. Mas o que fazer quando acontece algo que não planejávamos? Como dar novo significado à existência quando a realidade da morte se aproxima de maneira tão verdadeira e intensa?

Para discutir isso, vou contar a seguir dois casos em que a realidade se impôs e como duas mulheres de garra conseguiram vencer suas dores e dar novo significado a suas vidas. Mergulhe com profundidade nessas duas histórias para na sequência discutirmos modos de acrescentar novos significados à vida, mesmo quando a realidade não é a que desejávamos.

ISABELLI

Quem nunca se sentiu nervoso antes de uma prova? Quem nunca sentiu raiva daquele professor que apareceu na sala de aula falando de um método de avaliação diferente? A classe inteira estava com raiva do professor mais exigente do curso de fisioterapia da faculdade. Para Isabelli e outros colegas de turma, Neurologia não era uma disciplina fácil e o professor propôs que todos estudassem o conteúdo e apresentassem um seminário. No dia da apresentação, um único aluno seria escolhido para apresentar em nome de toda a turma e o desempenho dele seria utilizado para a avaliação de todos os demais.

Uma aluna precisou ser levada para o hospital porque ficou tão nervosa que teve uma convulsão. Outra teve arritmia grave. Alguns tiveram crise de ansiedade e foi em meio a essa "bagunça generalizada", provocada pela decisão inusitada do professor, que Isabelli sentiu palpitações pela primeira vez. Uma atleta com dezenove anos de idade, jamais lhe ocorreu a possibilidade de estar doente ou de ter uma doença latente. Isabelli treinava natação em alto nível. Competia representando a faculdade e uma academia em Jaraguá do Sul, no estado de Santa Catarina.

Foi com esse sintoma que Isabelli decidiu procurar um cardiologista, e dele recebeu a inesperada notícia: era portadora de cardiomiopatia hipertrófica não obstrutiva e síndrome de Wolff-Parkinson-White, duas doenças distintas, que, quando aparecem juntas em um único coração, carregam o potencial de causar verdadeira devastação na vida de uma pessoa.

CARDIOMIOPATIA HIPERTRÓFICA

A cardiomiopatia hipertrófica não é uma doença rara. Dependendo do estudo populacional, fala-se de uma prevalência de um caso a cada 20 mil ou 30 mil pessoas. É genética e caracteriza-se por mutações na formação do músculo cardíaco, com o aumento de tamanho da parede do coração. A deformação das células é acompanhada de um processo de fibrose na musculatura defeituosa, o que gera a base anatômica para arritmias bem graves.

Entre atletas, é a doença que mais mata por morte súbita no mundo, com incidência muito mais alta do que na média da população. A grande preocupação do cardiologista quando atende um atleta ou um candidato a atleta é rastrear esse tipo de doença genética.

A forma não obstrutiva não costuma provocar muitos sintomas. Apesar do elevado risco de morte súbita, com frequência o paciente vive bem próximo da normalidade. Se o coração for muito hipertrófico, pode causar um pouco de falta de ar em decorrência do que chamamos, tecnicamente, de disfunção diastólica. Raramente, no entanto, ocorre perda da capacidade de contração do músculo, ou seja, a disfunção sistólica. Para acontecer isso, a fibrose dentro do músculo precisa aumentar muito e aparentemente foi o que aconteceu com Isabelli após o implante do cardiodesfibrilador implantável (CDI). Com a redução da fração de ejeção do ventrículo esquerdo, a capacidade do coração de contrair cairia vertiginosamente, ocasionando o que é conhecido como insuficiência cardíaca com fração de ejeção reduzida.

INSUFICIÊNCIA CARDÍACA

Chamamos de insuficiência cardíaca toda condição do paciente em que, por qualquer motivo, o coração não consegue suprir as demandas de oxigênio do organismo. Existem várias classificações de insuficiência cardíaca, e a principal delas se baseia na "fração de ejeção", um dado do exame que mostra a capacidade do coração de bombear sangue. Inicialmente, Isabelli apresentava um quadro de insuficiência cardíaca com fração de ejeção preservada. O coração era tão "musculoso" pela hipertrofia que tinha dificuldade de relaxar, o que impactava seu desempenho final, pois, para funcionar bem, esse órgão precisa ter capacidade de se encher para, então, empurrar o sangue para o corpo. Nessa segunda fase, a jovem evoluiu para uma insuficiência cardíaca com fração de ejeção reduzida, ou seja, além da redução da capacidade de encher, ela perdeu a capacidade de bombear o sangue para o corpo.

SÍNDROME DE WOLFF-PARKINSON-WHITE

A síndrome de Wolff-Parkinson-White também é uma doença genética relacionada ao sistema de condução elétrica do coração. Somados todos esses fatores, era como se Isabelli tivesse um "fio a mais" no sistema elétrico com potencial de gerar um curto-circuito. Nessa

114

condição, um tipo de arritmia acontece: trata-se da taquicardia supraventricular paroxística, nome difícil para uma ocorrência que, na maioria dos casos, mesmo em um pronto-atendimento, um médico com boa formação consegue tratar com remédios ou até mesmo por meio da cardioversão elétrica, o conhecido "choque". Em pessoas sem outras doenças detectadas no coração, essa síndrome é menos preocupante, apesar de gerar sintomas desagradáveis, como palpitações fortes e frequentes, que causam idas constantes ao pronto-socorro. Porém, em um paciente com risco de outras arritmias decorrentes da cardiomiopatia hipertrófica, o evento pode ser muito mais grave.

Na época, além da natação, Isabelli praticava corrida, musculação, surfe e ioga, e a primeira conversa com seu médico não foi das melhores. A rigor, ela deveria abandonar tudo o que amava para evitar o risco de morte súbita. Como estudante da área da saúde, ela sabia dos riscos, ao menos na teoria. Isabelli tinha consciência do tamanho do problema. Mas como deixar de fazer tantas coisas que eram importantes para ela?

Isabelli recusou-se a parar completamente, mas entendeu que era adequado dosar a intensidade do esforço e controlá-lo com base na frequência cardíaca. Ela decidiu participar de uma última competição de natação e terminou com o coração disparado na boca.

Com aperto no peito, ela construiu uma nova rotina, também pesada: de casa para a faculdade, da faculdade para a academia, da academia para o laboratório de anatomia e de lá de volta para casa. Como conter a energia de uma jovem de dezenove anos de idade? Isabelli foi submetida a

115

uma ablação, que consiste em um procedimento próprio para tratar arritmias, denominado estudo eletrofisiológico. Invasivo, seria parecido com o cateterismo cardíaco. O médico faz uma análise detalhada do sistema elétrico do coração do paciente, descobre onde está o "fio a mais" e, com um cateter de radiofrequência, ele "queima" e desabilita esse fio. Bastante seguro, é considerado o "padrão-ouro" para casos como o de Isabelli. Depois desse procedimento, a arritmia de Wolff-Parkinson-White já não estava mais presente e os sintomas melhoraram muito, de modo que ela não tinha mais falta de ar nem palpitações. Ainda assim, era preciso que ela entendesse o alto risco de morte súbita que ela enfrentava. Como Isabelli era uma pessoa jovem, com muita energia, apaixonada por atividades físicas, isso foi bastante difícil.

Foi nesse contexto que seu médico sugeriu o implante de um CDI.

> O cardiodesfibrilador implantável, ou CDI, é um dispositivo parecido com o marca-passo. Fica sob a pele e tem cabos que são conectados ao coração para monitorar os batimentos cardíacos. Se o paciente tiver uma parada cardíaca, como nos casos de arritmias malignas, o dispositivo emite um choque imediatamente para tirá-lo da arritmia. Apesar de salvar a vida do paciente, o choque é dolorido.

Em pacientes como Isabelli, o CDI consegue salvar a vida do doente, onde quer que ele esteja, a qualquer hora do dia ou da noite. Mas a jovem se recusou a colocá-lo. Depois de idas e vindas com o agendamento, ela desistiu do dispositivo por não estar convencida de sua necessidade. Não sentia ser o momento adequado para o uso do cardiodesfibrilador. O ritmo de treinos continuava forte: surfe, corrida, bicicleta e ioga. Sem a consciência de estar à beira de um abismo, ela viveu a vida: formou-se, casou-se, divorciou-se, tornou-se instrutora de ioga e começou a trabalhar com ecoterapia. O hipismo entrou em sua vida depois da formatura, pois ela resolveu aprender o novo esporte com o objetivo de ajudar os pacientes em montaria dupla, a fim de dar segurança para crianças que não tinham firmeza para ficar em cima do cavalo.

Alguém duvida que ela se conformaria em aprender hipismo apenas para acompanhar os próprios pacientes? Em pouco tempo, Isabelli já competia no hipismo com saltos. Isso significa que ela acrescentou uma modalidade à sua rotina já alucinada. É difícil pensar em Isabelli e não enxergar que, para ela, a vida não tinha sentido sem aventuras. Seu coração estava doente, no entanto a vida estava diante dela, mesmo que fosse para viver sem a segurança que o procedimento do CDI poderia proporcionar. Seu envolvimento com a endorfina liberada pelo esporte a distanciava do sofá.

E assim, vivendo perigosamente, ela conheceu Guilherme: surfista, velejador, jipeiro, a alma gêmea de Isabelli. Os dois se casaram e foram morar em uma chácara, onde viviam a vida dos sonhos. Juntos, faziam trilhas de jipe, velejavam em alto-mar, curtiam lugares inóspitos. Guilherme e Isabelli ficavam felizes quando tinham de pegar uma trilha com muito barro e chegar a um destino bem afastado de tudo, onde poderiam desfrutar a conexão com a natureza. Distante de tudo e silencioso, esse era o lugar deles, a ligação perfeita entre o mundo exterior e o interior.

Numa dessas experiências, Isabelli caiu em si e se deu conta da necessidade do CDI. Acompanhada de um aventureiro de verdade, ela tornou-se consciente de que o risco que corria era muito alto. Então, em 2015, anos depois da indicação do médico, Isabelli foi submetida ao implante do dispositivo. A partir de então ninguém a segurava mais! Bem, mais ou menos...

Com o CDI implantado, a coragem voltou. Havia algum tempo que ela não surfava. Então, numa manhã, Isabelli pegou sua prancha e caiu no mar. Passaram-se alguns minutos e ela sentiu o peito começar a bater intensamente e... Um choque do CDI, dentro do mar, onde ela estava acompanhada apenas da prancha e de água por todos os lados. O cenário reunia a mistura perfeita para um desastre. Por sorte ela não perdeu a consciência.

Aos poucos, apoiada na prancha, Isabelli recuperou as forças e conseguiu chegar à areia com uma batedeira muito forte no peito, além de cansaço e mal-estar. O fôlego estava curto. Ela foi levada ao médico, que logo conectou o CDI em um computador específico de leitura de dados e baixou o relatório. Por sorte, não foi uma taquicardia ventricular nem uma fibrilação ventricular, e sim uma fibrilação atrial, uma arritmia menos grave que as outras duas. Taquicardia ventricular e fibrilação ventricular são dois tipos de arritmia que podem aparecer quando ocorre uma parada cardíaca. Especificamente, a taquicardia tem formas mais leves e mais graves. Há uma programação do CDI para interpretar os batimentos cardíacos e "tomar a decisão" de aplicar o choque. No caso de Isabelli, a existência da fibrilação, associada à quantidade de remédios que ela tomava, era sinal de uma evolução ruim da cardiomiopatia hipertrófica.

Nas sessões de ecoterapia, Isabelli percebeu que realmente não estava bem. Ela estava sentindo mais cansaço

118

para percorrer as mesmas distâncias e estranhou isso. Passado um tempo, o cansaço se tornou maior que o dos pacientes debilitados, ou seja, Isabelli estava perdendo a capacidade funcional. Assim como o coração, seu corpo também estava muito fraco.

Certa vez, além de outros sintomas não específicos, a jovem notou a barriga distendida. Pesquisou e acreditou se tratar de alergia a glúten e de intolerância à lactose, mas o que estava acontecendo era uma ascite, a popular "barriga-d'água". O coração de Isabelli estava tão fraco que, por não conseguir bombear sangue, começou a represar líquidos. No pulmão, congestão; nas pernas, inchaço; no fígado, uma congestão substancial a ponto de extravasar líquido para o interior do abdome. A ascite é um sério marcador de gravidade em um caso como o dela.

Já não se tratava simplesmente (como se fosse simples) da cardiomiopatia hipertrófica; havia uma insuficiência cardíaca grave como consequência da primeira doença. Depois de três internações seguidas, a equipe médica decidiu pelo transplante cardíaco. O quadro era tão delicado que durante um simples cateterismo ela teve uma parada cardiorrespiratória, que foi revertida pela equipe durante o procedimento.

Com apenas 26 anos de idade, Isabelli começava a viver a experiência mais difícil de sua vida. Internações prolongadas e recorrentes, com a necessidade de diuréticos fortes intravenosos, além das idas e vindas ao hospital. Agora, na fila para um transplante cardíaco, ela estava diante de uma doença crônica e progressiva, potencialmente fatal, que no seu caso manifestava a face mais cruel. Segundo Isabelli, o fato de estar na fila de transplante a fez encarar a morte todos os dias.

119

De outubro a dezembro daquele ano, Isabelli ficou internada em estado crítico aguardando o coração. Foram internações críticas e demoradas, com um controle delicado da quantidade de líquidos que podia ingerir. Ela vivia conscientemente "como se não houvesse amanhã". E foi sua capacidade de superação que a levou a viver com maior leveza e a ter melhoras clínicas suficientes para receber da equipe uma concessão, que era como se fosse o último pedido de vida para vivenciar um instante de prazer e felicidade: ela queria ver o mar e passar o Natal em casa.

Com o quadro clínico mais estável, Isabelli lutou para não ser internada novamente. Em vez de tomar água e beber suco, ela chupava cubos de gelo e suco de fruta congelado. Sua rotina se limitava a tomar remédio e a controlar a quantidade de urina eliminada. No início de março, seu estado era terminal. Ela sentia falta de ar até para mastigar. O desânimo era inevitável. A chama que a movia ameaçava se apagar por conta da quantidade de líquido em seu corpo.

Na noite de 13 de março de 2018, enquanto dava uma olhada na programação da televisão, ela resolveu parar em um canal no qual um padre sugeria a seguinte oração: "Jesus, leva meu coração doente e me dê um coração novo". Ela chorou copiosamente e, em seguida, começou a registrar sua experiência. A esperança parecia distante, mas, no dia seguinte, 14 de março, um médico da equipe ligou e disse: "Se arrume e venha para Blumenau agora. Chegou o seu coração!".

O que você pensaria em um momento desses? O que sentiria? Medo? Alegria? Pressa? Gratidão? Você choraria? Pense que todas as suas esperanças de sobreviver estavam depositadas em uma única ligação telefônica.

Isabelli sentiu uma mistura de tudo isso; o transplante era a sua única chance de sobrevivência. Em casos de insuficiência cardíaca classe funcional quatro, como a dela, tem mortalidade em um ano maior que a de um câncer terminal. Ela ligou para o pai. Guilherme, o marido, estava em viagem. A cidade se mobilizou para levá-la de Jaraguá do Sul a Blumenau, municípios relativamente próximos. Seria fácil, mas não no horário de pico, quando o trânsito é muito intenso. Para atrapalhar, o céu estava nublado, e a ida de helicóptero era uma opção perigosa. Mas era, afinal, sua última chance. O coração de um doador não pode esperar muito tempo e tudo precisava ser muito bem sincronizado. O relógio não era favorável, havia riscos meteorológicos, mas... o Corpo de Bombeiros autorizou a remoção. Em poucos minutos, ela chegou a Blumenau de helicóptero, foi internada e logo veio um médico da equipe, que lhe perguntou se ela estava preparada. Isabelli fez uma oração com seus pais e, em seguida, um enfermeiro lhe ofereceu um comprimido. Ela dormiu imediatamente e, quando acordou, já estava com um novo coração batendo em seu peito.

Existe uma máxima que costumamos repetir nos hospitais: "No transplante, você troca de doença", isto é, troca uma insuficiência cardíaca grave e terminal por uma imunossupressão que exige cuidados. Se o tratamento de imunossupressão não for o melhor para aquele paciente, pode ocorrer a rejeição do órgão, com risco de nova insuficiência cardíaca e morte; do outro lado, está o risco de infecções. Por isso, o transplantado vive em um caminho estreito.

Imunossupressão é o termo que designa um estado de redução da imunidade. Em qualquer paciente submetido a transplante, qualquer que seja o órgão, existe uma tendência de o organismo rejeitar o novo órgão. Por isso, é necessário usar medicamentos capazes de reduzir a resposta imune para evitar um processo de rejeição. O problema é que, com o sistema de defesa mais frágil, o paciente fica mais suscetível a infecções oportunistas, ou seja, microrganismos que não causariam doenças em uma pessoa com a imunidade preservada podem provocar um verdadeiro estrago no organismo de alguém com imunossupressão.

É sempre assim, em especial nos primeiros meses: risco de rejeição versus risco de infecção. Isabelli viveu tudo isto: viveu a rejeição, precisou ser internada após um mês da alta, pois estava com uma infecção grave, que teve de ser tratada com antibióticos. Mas as batidas fortes do coração novo renovaram as esperanças dela. A cada dia Isabelli ganhava mais coragem. Logo ela voltou a fazer musculação e em poucos meses já corria, apressada, razão pela qual o médico acabou concordando em adiantar os exames a fim de programar exercícios físicos mais intensos. Isabelli comemorou um ano do transplante participando de um campeonato de vela *sozinha*. Capotou o barco cinco vezes, fez questão de descapotá-lo sem o auxílio de ninguém e terminou a prova – não há dúvida de que foi a grande vitoriosa da competição.

Hoje, além de ministrar palestras na região onde vive, Isabelli participa de corridas incentivando as pessoas a valorizarem o bem que, para ela, é o mais precioso: a saúde. E, por intermédio do esporte, ensina a crianças e adolescentes a importância da disciplina, bem como da prevenção contra ansiedade e depressão. É uma liderança local, um exemplo de alguém que acredita na vida e no esporte.

Se perguntarem para Isabelli se é verdadeira a máxima de que transplantar é trocar de doença, ouvirá um sonoro não. Com responsabilidade e com todo o autocuidado necessário depois que um paciente se submete a um transplante cardíaco, ela se sente curada e afirma que o transplantado necessita não só de um coração novo, como também de uma mente nova. E acrescenta que é preciso entender o que aconteceu, perceber os novos limites e viver uma vida leve e livre das amarras da insuficiência cardíaca.

Enquanto eu escrevia este livro, tive o privilégio de receber vídeos pelo WhatsApp das vitórias de Isabelli nos Jogos Olímpicos de Pacientes Transplantados, nos quais ela obteve medalha de ouro na natação em várias modalidades. E, quase toda vez que abro minhas redes sociais, tenho a alegria de ver novas fotos dela praticando aquilo de que mais gosta: esportes.

O QUE APRENDEMOS COM ISABELLI?

Já comentei que falar sobre senso de propósito pode parecer uma realidade apenas para quem tem uma "vida ideal" – como se existisse uma vida considerada ideal.

A primeira lição que trago é que coisas ruins acontecem com pessoas boas. Isso é real. Outra lição: mesmo as pessoas que praticam todos os pilares da MEV estão expostas aos piores diagnósticos.

Viktor Frankl foi um neuropsiquiatra austríaco que ficou mundialmente conhecido por sua obra *Em busca de sentido: um psicólogo no campo de concentra-*

ção,[2] no qual ele relata suas experiências em um campo de concentração nazista. Em meio a tanto sofrimento, Frankl teve a lucidez de observar o comportamento dos homens que estavam ali confinados e tratou daquilo que chamou de a última das liberdades humanas, a saber, escolher o próprio caminho Em qualquer circunstância.

Pensando que Frankl viveu no contexto da Segunda Guerra, suas atitudes demonstraram que, embora aqueles que o aprisionaram pudessem, naquele momento, definir o destino dele, pudessem fazê-lo sofrer ou mesmo matá-lo, jamais poderiam decidir como o mal que produziam nele o afetariam.

O que Isabelli fez foi decidir que aquela doença gravíssima não a afetaria. Sim, ela sofreu, sim, ela quase morreu. Apesar de não ter escolhido ficar doente, ela pôde escolher não se render à doença.

Isso é o que chamamos de dar novo propósito à vida. É encontrar o *Ikigai* mesmo quando não temos o poder de escolher como será o nosso destino. Aliás, via de regra, esse direito nos é negado, mas sempre teremos garantido o direito da Última das Liberdades descrito por Frankl. Portanto, sempre estará em suas mãos decidir mudar o olhar e encontrar, no meio do caos, significado para a sua vida.

COMO ENCONTRAR PROPÓSITO PARA A VIDA EM MEIO AO CAOS?

Retorno às *blue zones*: como encontrar espaço nesse modelo caótico de vida no mundo ocidental de hoje? Como aplicar essas lições práticas bonitas de ler, mas difíceis de praticar?

Minha opinião é de que podemos utilizar ferramentas práticas que exijam empenho e desapego. O maior desafio que meus pacientes vivem é o apego a um estilo de vida ruim; apego ao jeito de pensar, ao *mindset*. Uma profunda objeção para mudança, uma verdadeira recusa.

Charles Duhigg, em seu livro O *poder do hábito*,[3] conta a história de uma mulher com uma vida totalmente voltada para a doença, resultante de um padrão de maus hábitos: gestão ruim dos recursos financeiros, mau comportamento no trabalho, rotatividade em empregos, sobrepeso, tabagismo, alimentação péssima. A consequência: infelicidade na vida pessoal, saúde vacilante, autoestima péssima, vida financeira quebrada. Anos mais tarde, porém, sua vida estava totalmente mudada: ela estava feliz no amor, recém-promovida em um emprego de que gostava, magra, atlética, livre do cigarro e com a autoestima em ordem.

Eu adoro essa história, conto-a para todo mundo. Essa é a história da maioria das pessoas que não conseguem emplacar uma sequência virtuosa de boas escolhas, o que invariavelmente as conduz a uma espiral negativa em que se misturam saúde, trabalho, felicidade, vida familiar e social. Nunca acredite na falsa ideia de que essas situações são isoladas, porque não são. Boas escolhas na saúde proporcionam mais disposição para o trabalho, o que melhora o desempenho e gera mais valorização; isso, por sua vez, faz bem para a autoestima e para a autoconfiança. Com a psiquê em ordem e a mente equilibrada para a tomada de melhores decisões, seu comportamento será mais proativo e acarretará progressos em sua vida social e familiar. Portanto, quando falamos de cura, quando falamos de vida saudável, amplie a sua mente e entenda que a vida não transcorre de acordo com as expectativas. A adoção de bons hábitos

125

deixa o corpo e a mente prontos para mudar o que acontece de ruim em sua vida.

Como a personagem de Duhigg conseguiu se transformar completamente em poucos anos? Depois de ser abandonada pelo marido e se cansar de tantos surtos de mau comportamento e demissões, ela pegou o pouco dinheiro que lhe restava e decidiu ir ao Egito. No hotel, viveu seu pior momento: afetada pelo fuso horário e pela dependência do cigarro, ela se pegou acendendo um pedaço de plástico pensando que se tratava do cigarro. Deitou-se na cama e ali foi "engolida pela tristeza", ao pensar em tudo o que havia dado errado em sua vida: "Comecei a pensar no meu ex-marido, e em como seria difícil arranjar outro emprego quando eu voltasse, e como eu ia odiar esse emprego e como me sentia pouco saudável o tempo todo. Levantei e derrubei uma jarra d'água que se estilhaçou no chão, e comecei a chorar ainda mais. Senti um desespero, como se tivesse que mudar algo, tivesse que achar pelo menos uma coisa que fosse capaz de controlar".

A ferramenta que Lisa Allen, personagem criada por Duhigg, descobriu foi buscar incessantemente um objetivo de vida, algo por que lutar, algo que desse significado à sua existência. Ao sair do hotel, no táxi rumo às pirâmides do Egito, ela decidiu que retornaria um dia àquele país para fazer uma trilha no deserto. Mas, para isso, sua saúde teria que estar em boas condições – portanto, ela precisaria parar de fumar. Onze meses depois, Lisa voltou para concluir seu objetivo, ainda que em uma excursão motorizada.

Duhigg relata que, para os neurocientistas, a mudança de Lisa não se deveu à viagem ao Cairo, ao divórcio ou à travessia no deserto. A base da mudança concentrou-se no hábito do tabagismo. Chamamos de mudança de *hábito angular* a mudança que, concretizada, gera a oportunidade de impulsionar a transformação para um segundo hábito, e assim por diante. Tomo a liberdade de acrescentar que Lisa ressignificou sua existência apoiada em um objetivo, um sonho, uma paixão. O combustível que moveu essa sequência de transformações foi a paixão.

Quando buscamos um novo significado, um novo propósito, uma nova paixão, somos imbuídos de uma força emocional que nos mobiliza a iniciar mudanças profundas. Isso aumenta nossa capacidade de ressignificar as adversidades que enfrentamos. Qual é sua paixão, seu sonho? O que faz seus olhos brilharem? No caso de Lisa Allen, foi a travessia no deserto; no meu caso, foi a corrida de São Silvestre de 2014; no caso de Isabelli, foi a paixão pelos esportes. Todas essas histórias se entrelaçam porque seus protagonistas tiveram a capacidade de ressignificar suas vidas valendo-se de uma nova perspectiva, enchendo de vida o que poderia ser apenas uma existência.

Qual é seu desafio? A vida lhe impôs dores? Você está vivendo uma situação adversa? Então, é hora de sonhar. Desvie o foco do problema e corra, corra em direção ao seu sonho. Você vai perceber que, ao buscar novos propósitos para sua vida, novos significados são descobertos para viver mais e melhor.

SAUDÁVEL AO LADO DE QUEM SE AMA

Na década de 1950, os Estados Unidos passaram por uma grave epidemia resultante de mortes por IAM. Nem mesmo Dwight Eisenhower, presidente do país de 1953 a 1961, foi poupado — ele sofreu um infarto em 1955. A população vivera os últimos vinte anos enfrentando eventos dramáticos: os desdobramentos do *crash* da Bolsa de Nova York, em 1929, e os da Segunda Guerra Mundial. Além disso, entrava em cena a Guerra Fria. Em níveis mundiais, a qualidade da alimentação piorava, e o consumo de industrializados e de cigarro aumentava.

Naquele tempo, uma cidade na Pensilvânia guardava um mistério. A população da cidade de Rosetto, uma colônia italiana, apresentava níveis semelhantes de hipertensão, diabetes, tabagismo e colesterol. Os dramas vividos eram aqueles da época, mas, por algum motivo, apesar das semelhanças no tocante aos fatores de risco para infarto, as pessoas apresentavam uma taxa de mortalidade por infarto próxima a zero. A epidemia de mortes por infarto que assolava os Estados Unidos poupou os habitantes daquela cidade composta de uma colônia italiana. Por que os níveis clínicos em Rosetto eram tão diferentes?

Em um artigo científico publicado em 1964,[4] pesquisadores da época avaliaram que a resposta mais provável se originava na forma como as pessoas viviam naquela cidade:

> Eles eram felizes, barulhentos e despretensiosos [...] a impressão do visitante é de que era uma sociedade do tipo camponesa de primeira classe de vida simples, calorosa, com pessoas muito hospitaleiras. Tinham confiança (não havia criminalidade em Rosetto) e suporte mútuos. Havia pobreza, mas não necessidade, pois os vizinhos supriam as necessidades, especialmente dos imigrantes que continuavam a chegar em pequeno número da Itália.

Cinquenta anos mais tarde, a comunidade científica voltou a estudar esse caso. Infelizmente, com o crescimento da cidade e a perda de coesão social, as taxas de infarto e morte por doença cardiovascular cresceram, o que igualou Rosetto às cidades vizinhas.[5]

Estudos populacionais sugeriram que solidão e isolamento social aumentam em cerca de 50% o risco de morte, independentemente da causa. Isso aponta para o fato de que os seres humanos precisam da convivência com os semelhantes, e a ausência desse convívio fundamental gera sentimentos que, ainda que não percebidos, aumentam o tônus do sistema nervoso simpático, e as respostas aparecem em níveis que provocam o aumento da pressão arterial e da frequência cardíaca, bem como do cortisol, que é o hormônio do estresse. Geram-se, assim, novas alterações metabólicas que são reguladas por esse hormônio. Podem ser apontadas alterações como perda de massa muscular, aumento de gordura abdominal e retenção de líquidos. Tudo isso é causado por um descuido nas relações sociais.

Também há relatos de solidão e isolamento social relacionados com o aumento do estresse oxidativo, o que provoca a liberação de radicais livres. Causa-se desse modo o envelhecimento celular, com aumento de risco cardiovascular e câncer. Pode-se incluir aqui o impacto negativo do distanciamento físico decorrente da quarentena provocada pelo coronavírus e da pandemia que a população mundial tem enfrentado. É provável que em um futuro não muito distante tenhamos uma epidemia de pacientes com complicações psiquiátricas, além dos impactos ainda imensuráveis sobre os casos de infarto, AVC e cânceres.[6]

Então, meu conselho é: seja você a companhia de alguém ou, de sua parte, procure a companhia de alguém.

O ELSA (*English Longitudinal Study of Ageing* [Estudo Longitudinal Inglês do Envelhecimento]), feito com um grupo de pacientes que são continuamente seguidos e monitorados, resultou numa análise que apresentou inúmeros fatores de risco cardiovasculares. Na população-alvo, a solidão e o isolamento social aumentaram o risco cardiovascular em 27%, porcentagem comparável com o risco de tabagismo ou de hipertensão arterial sistêmica.[7] Em casos assim, até mesmo o casamento se apresenta como um fator protetor contra o infarto.

Estudos mostram que pessoas casadas têm menor risco cardiovascular que as solteiras. Esse risco chega a ser 50% menor. Mas há outro detalhe interessante: a qualidade do relacionamento importa. Encontrar um ambiente de aceitação em casa, chegar a um lugar onde você é bem recebido e amado, são fatores protetores contra doenças cardíacas. A gravidade do problema precisa ser enfrentada, e você pode começar agora!

A urbanização trouxe parte expressiva da população jovem para as cidades. Para ganhar a vida e alcançar seus sonhos, esses jovens deixaram para trás pais e familiares. Nas cidades, as pessoas são conduzidas a relações frias, impessoais e superficiais. As redes sociais afastam as famílias, o aumento da sobrevida da população torna maior o número de idosos afastados da família... As gerações deixam de conviver e todos sofrem. Os jovens perdem a oportunidade de aprender com os mais velhos e estes sofrem em seus corpos as consequências cruéis da solidão.

130

CINCO LIÇÕES SOBRE A EXPERIÊNCIA DE ROSETTO

1. Os relacionamentos sociais podem impactar diretamente o risco cardiovascular.

2. É muito importante valorizar todos os membros da família; vale mencionar que, antigamente, até três gerações viviam na mesma casa.

3. Limite o tempo do celular quando estiver em casa; estabeleça uma regra que possa ser cumprida por todos.

4. Sinta-se inserido em uma comunidade, em meio a um grupo de pessoas entre as quais você se sinta aceito e que o apoiem quando precisar.

5. Em tempos de covid-19, cercados de tantas incertezas, é importante refletir sobre a noção de que distanciamento físico é diferente de isolamento social. A tecnologia atual permite transmitir afeto, atenção e carinho sem necessariamente um contato social próximo. Isso é essencial para dar afeto e atenção àqueles que moram sozinhos, sobretudo os idosos, para os quais o isolamento social é muito difícil. Uma ligação, uma videoconferência, uma mensagem por meio eletrônico podem mudar o dia de uma pessoa que você ama. Use a tecnologia para mostrar isso.

9. Pilar 4: Abandono de substâncias tóxicas (troquei o Rivotril® por um par de tênis)

O mês de dezembro costuma ser repleto de celebração: encerramento de um ciclo, férias, clima de Natal, confraternizações e trocas de presentes, mas aquele domingo no mês de dezembro em 1998 foi o início de uma história longa e difícil na vida de Ana Laura.

O fim do primeiro ano em uma das melhores faculdades de psicologia do país seria um grande motivo de alegria, mas, na casa de uma amiga, depois do almoço, durante um momento de descanso e descontração, Ana Laura começa a sentir tontura, falta de ar, batedeira no peito, o coração parecia querer sair pela boca. Ela não sentia o braço esquerdo e de repente foi tomada pela sensação de morte iminente. Era como se houvesse uma voz dentro de sua cabeça sugerindo que ela ligasse para os pais para se despedir. Esse dia terrível foi o primeiro de uma sequência de crises intermináveis com tais sintomas.

Desesperada, Ana Laura buscou ajuda em vários consultórios médicos. Primeiro foi a um cardiologista, em razão do coração acelerado. O médico, atento, anotava tudo, cada sintoma foi analisado, exames foram solicitados; com todos os resultados normais, o médico simplesmente informava que não havia doença. O sentimento era de impotência, porque as sensações eram muito reais, e os sintomas graves e limitantes retornavam. Terror e medo dominavam sua mente. Com falta de ar, ela procurou um pneumologista. O médico auscultava seus pulmões, pedia novos exames e, mais uma vez, com os resultados normais, o médico informou que não havia doença. Cada diagnóstico de saúde aumentava a ansiedade de Ana Laura, pois os sintomas – suor frio, tremores, batedeira, falta de ar – persistiam e geravam sofrimento.

O medo das crises limitava sua vida social a ponto de uma simples ida ao supermercado gerar o temor de ser acometida por uma crise sem a possibilidade de socorro. Por esse motivo, ela tornou-se reclusa a maior parte do tempo. Não havia mais lazer, não havia mais prazer, só terror e medo de morte iminente. Apesar de os médicos não terem encontrado nada, a dúvida na mente da jovem consumia seus dias. Foram seis meses de quase total reclusão; a única coisa que ela não abandonou foi a faculdade, o que era uma vitória. Ana Laura tinha um companheiro que a acompanhava desde a adolescência: o cigarro, cujo consumo aumentou bastante nessa época.

Meses depois, após passar por tantos médicos, um neurologista aplicou um teste e demonstrou que os sintomas de Ana Laura correspondiam aos de uma síndrome do pânico, uma doença comum na população que se caracteriza por crises de manifestação aguda e intensa do que chamamos de sistema nervoso autônomo simpático, ou simplesmente sistema adrenérgico. Para ficar claro, Ana Laura sentia um tipo de ansiedade que provocava enorme liberação de adrenalina no sangue, o que causava a manifestação dos sintomas: taquicardia, hipertensão arterial, com níveis assustadoramente altos, ansiedade e agitação psicomotora, taquipneia, que é a respiração acelerada, formigamentos pelo corpo e eventualmente um tipo de desmaio conhecido como síndrome conversiva, um apagão do sistema neurológico induzido por emoções extremas.

O neurologista detectou que Ana Laura apresentava todos esses sintomas e a convenceu a procurar um psiquiatra. Este, de início, prescreveu Anafranil®, um antidepressivo tricíclico. Apesar de os sintomas aumentarem no início do tratamento, as crises logo diminuíram e desapareceram, mas o remédio mudou a paleta de cores da sua vida: a jovem passou a viver uma vida em "preto e branco", uma vez que não sentia alegria nem tristeza, não tinha medo nem coragem. Ana Laura virou um robô, sem sofrimento, mas também sem conseguir distinguir o que era bom. O nome desse sintoma é anedonia. Você consegue imaginar sua vida sem sentimentos? A despeito de parecer uma condição capaz de gerar muita insatisfação, na época ela considerou que sua qualidade de vida aumentou. Ana Laura voltou a sair com os amigos, a passear, a estudar – enfim, as crises cessaram. No entanto, a medicação não poderia ser eterna, e o psiquiatra, ao perceber a melhora, sugeriu que a paciente continuasse com a psicoterapia e realizasse o desmame da medicação.

Na tentativa de um desmame mais rápido, os sintomas voltaram e, para piorar, o psiquiatra faleceu. Ana voltou a ter crises graves e se viu sem médico e sem medicação. Ela procurou um novo profissional, que rapidamente retornou com o Anafranil® e adicionou o Rivotril®, uma medicação muito famosa da classe dos benzodiazepínicos, cujo efeito consiste em acalmar o sistema nervoso, reduzir os sintomas de ansiedade como nenhuma outra classe de medicamentos. Mas há um porém: ele apresenta grande potencial de induzir dependência e um mecanismo de tolerância marcante, o que significa que, com o tempo, o paciente precisa de doses cada vez maiores para obter o mesmo efeito.

Foram dezenove anos tomando remédio para o pânico. O psiquiatra introduzia e retirava diversos remédios, mas nunca o Rivotril®, que tinha lugar cativo na caixinha de remédios de Ana Laura. E a soma de tantos remédios acabou por reforçar a anedonia, o que era visto como lucro, porque sua contraparte era a memória dos dias em que tinha de enfrentar as crises (era como ter de ser protagonista em um filme em preto e branco ou em um filme colorido, mas de terror). Todos os sentimentos bons de momentos importantes de sua vida não foram usufruídos; ela se formou, se casou, conseguiu seu primeiro emprego. Nada disso mudava seu estado de espírito, do mesmo modo que situações ruins não tinham potencial de gerar tristeza ou nenhum outro sentimento. Como ela mesma disse: "Entrei na vida adulta emocionalmente blindada".

Com o passar dos anos e com o avanço nos estudos, Ana começou a sentir vergonha dos colegas e dos professores, o que resultou em uma distância grande da prática clínica de consultório. Sua grande paixão era o magistério, contudo, por influência de terceiros, ela acabou por optar pela psicologia. Aliás, é possível que esse tenha sido um dos fatores que contribuíram para a primeira crise da síndrome do pânico.

O Rivotril® era seu companheiro, o alívio para o medo de mais crises. Seis da tarde era o horário em que ela tomava seus comprimidos, cujas doses aumentavam regularmente.

O sedentarismo também era um elemento adicional; seu lazer de final de semana se resumia a assistir à televisão e a comer algo diferente. Ana Laura via as pessoas praticando esporte na rua e, embora admirasse quem fazia isso, não se via naquele lugar de saúde, bem-estar e liberdade; ao contrário, na verdade o que a dominava era a sensação de tristeza, impotência e medo. Em seu pensamento, a ideia preponderante era de que, se algo de bom pudesse acontecer a ela, a lembrança da primeira crise a fazia pensar que algo pior poderia ocorrer em seguida, trazendo mais sofrimento.

O tabagismo a incomodava bastante. Havia o desejo de parar de fumar, entretanto à dependência se somavam a baixa autoestima, uma tristeza crônica e a anedonia. O resultado era uma sensação de impotência e de imobilidade tanto física como mental e emocional que a impediam de acreditar na possibilidade de uma vida diferente.

Eu atendo muitas pessoas nessa condição, chamada pré-contemplativa: o paciente tem consciência de que necessita mudar, mas não vislumbra essa possibilidade por uma série de motivos, entre os quais se incluem cenários construídos desde a infância. Com crenças imobilizantes e autoconfiança baixa, a expectativa que resta é esperar a chegada do dia seguinte.

O que aconteceu com Ana Laura foi que, em meados de 2015, uma gripe mudou sua vida. O médico com o qual se consultou prescreveu uma medicação muito forte. Para desfazer uma provável crise de broncoespasmo, um sintoma popularmente conhecido como "respiração fechada", o profissional lhe passou uma medicação que induzia taquicardia e tremores, provavelmente, um beta-2-agonista, comumente utilizado em prontos-socorros.

Foi após tomar uma dose da medicação, logo de manhã, ao acender o primeiro cigarro, que uma luz também se acendeu na mente de Ana Laura. Ela se sentiu incongruente ao pensar na falta de sentido de manter um tratamento intensivo para um problema no pulmão e, ainda assim, continuar provocando mais dano ao sistema respiratório ao fumar. Era como se, ao mesmo tempo, ela jogasse para dentro dos pulmões o veneno e o remédio, ambos causadores de efeitos colaterais importantes. O que sobrava para Ana nessa situação era prejuízo dos dois lados. Naquele dia, ela não fumou aquele primeiro cigarro e, convicta, deu continuidade ao seu dia. Quando chegou o fim da tarde, ela estava bem e decidiu não fumar o cigarro da tarde, e o mesmo aconteceu à noite. Por fim, Ana Laura escolheu passar todo o tratamento sem fumar, sempre se preocupando em não acender um cigarro em momentos específicos associados a esse ato.

E foi assim, dia a dia, que ela venceu a dependência. Por muito tempo, Ana manteve o maço de cigarros nas gavetas em sua casa e no trabalho. Era uma forma de ela se sentir segura, mas o foco e a disciplina de abrir mão do cigarro de cada momento específico do dia a ajudaram a se livrar do vício de uma vez por todas.

A história bem-sucedida da libertação do tabagismo que Ana viveu não é comum entre fumantes. Ocorreu com ela o que o brasileiro chama de "opinião", mas os estudos científicos demonstram que a esmagadora minoria de pessoas que usam a estratégia de parar de fumar quando tiverem opinião para isso tem êxito. De modo geral, há necessidade de ajuda e hoje há grupos terapêuticos, remédios, acupuntura, entre outras abordagens, que aumentam a chance de sucesso na tentativa de parar de fumar.

O processo de parar de fumar foi uma viagem de autoconhecimento para Ana Laura. Ao se conscientizar de que era capaz, sua autoestima aumentou. Ela também descobriu que a melhor forma de alcançar seus objetivos era "sem pressões". Daí se depreende que, para o paciente alcançar a cura, ele precisa de um nível grande de autoconhecimento.

No livro *O palhaço e o psicanalista*,[1] o psicanalista e professor Christian Dunker conta que o segredo do processo psicanalítico é ajudar o paciente a *se escutar*. No fundo, os casos de sucesso em busca de cura passam por um crescimento no autoconhecimento. É considerado neurótico o paciente cuja capacidade de se escutar, de se entender, de se conhecer é baixa; são pessoas que são atropeladas pelos sentimentos e que perdem as rédeas da própria vida. É o que Augusto Cury conta em seu livro *Superando o cárcere da emoção*.[2] Ao se escutar, Ana Laura descobriu como sua mente funcionava e qual o melhor caminho para conseguir efetivar a mudança.

O sucesso na libertação do tabagismo chamou a atenção de Rodrigo, o marido de Ana Laura, que começou a encorajá-la a parar com o Rivotril®. Ele percebeu que a dependência era mais psicológica que química, pois o medo das crises tirava a coragem. No entanto, ele sentia que dentro de Ana Laura havia uma força que ela mesma ainda não havia descoberto. Como bom parceiro, ele a acompanhava nas consultas com o psicólogo e com o psiquiatra assiduamente e se deu conta de que o que faltava era a motivação para dar o primeiro passo para abandonar a medicação.

No fim de 2016, eles se mudaram para muito perto do trabalho de Ana Laura. Bastava atravessar a rua para chegar ao serviço e isso impunha um estilo de vida muito mais sedentário; era preciso dar bem poucos passos para, nas oito horas seguintes, ficar sentada, trabalhando. Essa foi a deixa para Rodrigo matriculá-la na academia perto de casa. Ele também assumiu o compromisso de frequentar a academia com a esposa, com o argumento de que ela precisava vencer o sedentarismo tendo em vista a nova rotina. As palavras que descrevem essa atitude são encorajamento e companheirismo.

Foi nessa academia que Ana Laura conheceu a esteira. No início, ela a utilizava apenas para aquecer, mas percebeu que, ao descer desse equipamento, sentia-se muito bem, mais do que em qualquer outro aparelho da academia. E, quanto mais cansada ficava, maior era o bem-estar. Ela, que não sentia nem alegria nem tristeza, começou, por causa da corrida, a vivenciar uma sensação de bem-estar. A esteira era como uma aquarela em sua vida em preto e branco, cada alegria era uma pincelada de uma nova cor. Aos poucos, Ana Laura deu-se conta de que sua vida ganhava novos contornos. Em uma consulta ao ginecologista, ela descobriu que o responsável por isso era a endorfina, um neurotransmissor relacionado ao prazer que, assim como tantos outros neurotransmissores e hormônios, é liberado após a realização de atividade física.

Ela se convenceu de que o caminho para a cura, naquele momento, passava por aumentar a intensidade do esforço na esteira. Com um minuto de corrida que fosse, o resultado era grande, a dose de endorfina do dia era liberada por seu corpo. Cada minuto a mais de corrida era comemorado como uma vitória. Assim, ela chegou a cinco minutos, a dez minutos, com sua alegria e disposição aumentando na mesma medida. Com um mês de corrida, o marido, numa atitude ousada (e um tanto irresponsável), convenceu Ana Laura a não procurar o psiquiatra para renovar as receitas de Rivotril®.[3] Os comprimidos acabaram enquanto o psiquiatra estava viajando, ou seja, ela estava vivendo uma conjunção perfeita: academia em ritmo forte e sem acesso à medicação. A metodologia de sucesso que ela havia adotado para parar de fumar foi posta em prática mais uma vez e foi fundamental. E os ainda poucos quilômetros que ela percorria na esteira se mostravam suficientes para ajudá-la a viver a maior vitória de sua vida. Foram dezenove anos de sofrimento, permeados por crises, falta do diagnóstico, medo, baixa autoestima, vergonha dos colegas, anedonia, vendo a vida simplesmente passar. Além disso, ela venceu a dependência do cigarro, aumentou sua autoestima e, com a ajuda de um marido amoroso e companheiro, fez da esteira da academia sua aliada para sacramentar a libertação da dependência do Rivotril®.

A corrida mudou a vida da Ana Laura. Com o transcorrer dos dias, os quilômetros aumentavam, a alegria aumentava, e ela começou a estruturar melhor seus treinos. Isso modificou seu desempenho no trabalho, e, conforme o calendário avançava, havia a confirmação de que ela estava liberta. Aquela vida em preto e branco, sem tempero, aquele filme sem trilha sonora, ganhava cores, ganhava música, ganhava sabor, ou seja, Ana Laura viveu a própria cura.

Em 2018, a nova vida de Ana Laura foi posta à prova: seu pai recebeu um diagnóstico de câncer de fígado com prognóstico ruim. Como era da área de saúde, ela sabia dos percalços que teria de enfrentar e traçou um verdadeiro plano de guerra: passar por essa fase sem o remédio, dando o devido suporte ao pai, mas se recusando a abrir mão de sentir com altivez tudo o que essa realidade demandava dela. Ana pôs em prática seu plano de guerra, ao qual chamou de "guerra contra a tristeza": o primeiro passo foi aumentar a quilometragem da esteira.

O quadro clínico de seu pai piorou ao longo dos meses seguintes. E Ana Laura tinha um foco: queria sentir tudo o que precisava sentir. Procurou apoio na meditação e na psicoterapia como aliados à corrida, mas em agosto de 2018 ela teve uma crise de pânico, e uma bem forte. Sentada no sofá, depois de um treino de corrida, ela sentiu todos os sintomas com os quais sua história com o pânico começou. Foi pensando em seu pai que o pânico se manifestou. A dificuldade de vê-lo piorar a cada dia resultou nesse momento de fragilidade. A recusa de voltar a tomar remédio fez com que Ana adotasse a estratégia de correr quando sentia a iminência de uma crise, independentemente do horário — várias vezes ela correu de madrugada, de noite, de manhã. Ana Laura abortava suas crises de pânico correndo.

Durante uma visita ao seu pai, ele pediu à filha que corresse a Corrida Integração, tradicional no município de Campinas, que movimenta toda a região. Ela já estava inscrita, então voltou de São Paulo para Campinas, pegou o seu kit e participou do evento em homenagem ao pai. Ele viu a medalha, sorriu, viu as fotos, encheu-se de orgulho e naquela mesma semana veio a falecer.

Literalmente, Ana Laura trocou o Rivotril® por um par de tênis. Por causa da corrida, ela modificou seu trabalho e sua forma de viver e sentir suas emoções. Sentia tristeza e sentia alegria. A corrida foi sua chave para libertar-se da medicação.

A história de Ana Laura é um verdadeiro tratado de Medicina de Estilo de Vida. São muitos os pacientes que procuram cardiologistas diariamente com sintomas semelhantes. O preconceito dos próprios pacientes com distúrbios psiquiátricos e a abordagem superficial de alguns colegas dificultam o diagnóstico e o tratamento corretos. São pacientes com palpitações, variações da pressão arterial com picos hipertensivos que geram pavor e sofrimento com a ausência de um diagnóstico. Grande parte dos pacientes que procuram os prontos-socorros com hipertensão arterial tem na ansiedade a causa de seus males.

Retomo aqui a história citada anteriormente, de Lisa Allen. Com problemas em vários âmbitos de sua vida, em quatro anos ela promoveu mudanças fundamentais, tanto financeiramente como emocionalmente. Mas tudo isso não aconteceu de uma vez. Cada mudança de atitude gerou resultados na vida biológica, psicológica, social e financeira. No caso de Ana Laura, a doença tinha uma base orgânica mais bem desenhada, no entanto as duas histórias se assemelham em um ponto: toda a mudança se iniciou com o abandono do cigarro.

Quando Lisa Allen foi estudada por laboratórios universitários nos Estados Unidos, exames de neuroimagem mostraram que as áreas do cérebro dela que induziam um comportamento compulsivo ainda estavam ativas, contudo, com a mudança, Lisa desenvolveu ou ativou outras áreas do cérebro relacionadas ao autocontrole capazes de inibir as áreas compulsivas. A mudança de um único hábito, o já mencionado hábito angular, induz uma sucessão de mudanças positivas de outros hábitos. Ou seja, mudando um hábito por vez, resolvendo um problema por vez, ambas transformaram suas vidas.

Com relação aos pontos da história da Ana Laura que podem servir de lição para pacientes com doença crônica ou degenerativa, destaco, primeiro, sua alta capacidade de autoconhecimento — ela de fato ouvia seu corpo e sua mente. Trata-se de uma limitação importante quando abordo distúrbios do hábito e do comportamento em pacientes no consultório, principalmente nos obesos e estressados. Com frequência são pacientes que vivem os sentimentos com tanta intensidade que abandonam a racionalidade. Não é só tristeza nem só alegria, mas o que se detecta são sintomas de hedonismo, ou seja, o que eles buscam é a sensação de prazer contínua, independentemente das consequências. Não compreendem que a saúde é um bem finito e que a vivência da cura é um processo que envolve saúde e doença.

Pacientes com doenças crônico-degenerativas enfrentam riscos diários, às vezes pequenos, quase imperceptíveis. Obesos e sedentários diariamente dão passos em direção à esteatose hepática, ao diabetes, à hipertensão arterial – e isso pode decorrer de várias ações: quando comem muito, quando dormem pouco, quando não fazem exercícios, eles dizem sim à doença, que não gera dor imediata, mas que se manifestará em dez ou vinte anos. Para reverter esse processo, é necessário parar de viver sentimentos confusos que conduzem o paciente à doença. É preciso aprender a perdoar o mundo e a si mesmo, a superar sentimentos e ressentimentos, é preciso aprender a se ouvir. Isso significa assumir a condução da vida e entender que cada dia é um passo na direção contrária à doença, vivendo a própria cura.

O segundo ponto importante que o caso de Ana Laura nos ensina é que um relacionamento familiar positivo pode mudar a vida de uma pessoa. Existem estudos científicos bem conduzidos segundo os quais pessoas casadas apresentam menor risco de infarto do que pessoas solteiras. A vida de Ana Laura foi impactada de maneira positiva por um marido amoroso e encorajador, que, ciente da força interior dela, a incentivou continuamente. É delicado para um médico aprovar a conduta de suspender um remédio, sobretudo porque existem riscos sérios de haver síndrome de abstinência; portanto, do ponto de vista formal, é completamente contraindicado interromper o uso de um medicamento sem a orientação do médico responsável. No caso de Ana Laura, apesar de inadequada e arriscada do ponto de vista técnico, essa atitude foi seu grito de libertação de quase vinte anos de dependência do remédio.

Por fim, a prática da corrida. Esse esporte maravilhoso, ao induzir endorfina, serotonina, dopamina e noradrenalina, que são hormônios e neurotransmissores ligados ao prazer e a atividades primordiais do cérebro, mudou a vida de Ana Laura. No caso dela, a corrida foi mais que um esporte — foi um antidepressivo natural.

O mesmo Charles Duhigg, em outro capítulo de seu livro, trata de estudos relacionados ao hábito de correr que comprovam melhora na disciplina pessoal e profissional, na gestão efetiva da vida financeira, na alimentação, entre outros campos da vida. Tudo o que envolve disciplina é aprimorado com o desenvolvimento da corrida. Avalia-se que isso ocorre porque disciplina e esforço são capacidades que uma pessoa pode desenvolver ao longo do tempo. Pessoas que estabelecem objetivos para sua prática física, quando se submetem a sacrifícios na corrida, mesmo sentindo dor e falta de ar, trabalham não somente os músculos, mas também a alma. É o que se chama de resiliência, ou seja, aprender a sofrer, aprender a suportar. No momento do exercício não há prazer; este surge imediatamente depois que paramos.

Sou suspeito para falar de corrida porque esse esporte mudou minha vida. Quando atendi Ana Laura pela primeira vez e ouvi a história de vida dela, percebi que precisava contá-la de alguma maneira. Todos os dias quando corro nos parques ou em provas, encontro pessoas transformadas pelo esporte. A corrida fez com que aprendessem a acreditar em si mesmas, elevassem a autoestima, colocassem a mente em ordem, fortalecessem a disciplina e ganhassem coragem para viver e construir novas realidades.

Os fantasmas das crises continuaram na vida de Ana Laura com a proximidade da morte do pai, contudo ela já era mais dona de si, mais consciente do que podia sentir, com mais autoconhecimento e mais autocontrole. Essa crise demonstra a nova perspectiva de cura que precisamos estabelecer dentro do novo paradigma de doenças que vivemos hoje em dia: o pânico se mantém em silêncio porque o paciente controla os fatores que o fazem se manifestar. No caso de Ana Laura, se ela parar de correr, se voltar a viver a vida sem o autocontrole e a disciplina que tem hoje, é possível que as crises retornem. Isso é cura, mas não na perspectiva que tínhamos no século xx. A história dessa paciente prova que é possível viver um processo de cura com disciplina, se conhecendo mais, cuidando bem das relações sociais e afetivas ao seu redor. Sim, você também consegue!

QUATRO PASSOS PRÁTICOS PARA O ABANDONO DE SUBSTÂNCIAS TÓXICAS

1. RECONHEÇA A DEPENDÊNCIA

O primeiro passo para a mudança é o que chamo de "rendição", com a aceitação da necessidade de ajuda. Mecanismos psicológicos desenvolvidos pelo subconsciente do paciente são verdadeiras armadilhas. Frases do tipo "Eu estou no controle", "Quando quiser, eu paro", "Não é tanto assim" são âncoras do desenvolvimento do ser humano e inviabilizam qualquer processo relativo ao abandono de substâncias tóxicas, quaisquer que sejam.

Para ajudar alguém ou se ajudar a entender a dependência, use alguma ferramenta para quantificar o grau de dependência. Uma sugestão é avaliar o gasto semanal com cigarro, álcool ou remédios. Outra é guardar os maços de cigarro em uma caixinha e fazer a conta depois de um tempo. O mesmo pode ser feito com garrafas de vinho (não guarde as rolhas, guarde as garrafas, pois o volume maior é um exemplo mais consistente para o cérebro) ou com as cartelas de remédios.

2. IDENTIFIQUE OS GATILHOS

Quais são os principais gatilhos que geram uma vontade incontrolável de fumar, de beber ou de tomar um psicotrópico? Com relação ao cigarro, alguns gatilhos são muito poderosos para gerar compulsão no paciente, como falar ao telefone, por exemplo, ou durante um happy hour.

Identificar gatilhos e pontos de fragilidade é fundamental para uma pessoa crescer em autoconhecimento. Desse modo, pode-se traçar um mapa do dia contendo toda a rotina e anotar em qual momento se requer energia mental extra para driblar a compulsão.

Uma pessoa que toma café às dez horas da manhã e em seguida costuma fumar pode trocar o café por uma fruta, uma caminhada ou um alongamento.

Se todos os dias depois do almoço a pessoa sente uma vontade irresistível de comer chocolate, será necessário traçar estratégias, como promover uma mudança de rotina. Descobrir um novo restaurante, mudar o horário do almoço, deixar de tomar o cafezinho, fazer uma boa caminhada (esta última adicionalmente ajuda a queimar calorias) são ações que podem trazer benefícios e colaborar para a quebra do hábito de comer chocolate em determinado horário.

Ana Laura cresceu em autoconhecimento e usou a corrida como um remédio para abortar a crise.

3. É HORA DA AÇÃO: MARQUE UMA DATA

No projeto para se livrar do tabagismo, o agendamento de uma data é um ponto fundamental para a obtenção de sucesso. O pensamento mais comum do paciente é: "Se eu fumo vinte cigarros por dia, basta diminuir um cigarro a cada dois dias para que, em quarenta dias, eu

146

esteja livre do cigarro". Um aviso: esse comportamento não funciona. A recomendação é um pensamento diferente: "Estou me preparando para, daqui a quinze dias (esse é o prazo ideal), fumar meu último cigarro. Então eu paro".

Esse princípio se aplica a todo tipo de mudança de hábito que apresente efeitos colaterais, do cigarro ao álcool, até outros comportamentos compulsivos, como compras. Uma pessoa que gasta compulsivamente no cartão de crédito não é orientada a diminuir aos poucos os gastos, mas sim a cortar o cartão de crédito no meio e jogá-lo no lixo. Vale enfatizar que o mesmo não se aplica necessariamente ao uso de medicamentos psicotrópicos, que exigem o apoio de médico psiquiatra ou de um médico experiente.

4. BUSQUE UMA REDE DE APOIO

Vencer uma dependência não é fácil. O trajeto é cheio de idas e vindas, momentos de muito ânimo e outros de profundo desânimo e sensação de impotência, sobretudo quando há recaída. O paciente se sente mal, incompetente, o que pode levar ao abandono de um projeto de sucesso. Poder contar com pessoas capazes de ajudar é fundamental. Os grupos de apoio funcionam muito bem. Grupos como os Alcoólicos Anônimos, os Narcóticos Anônimos, os Vigilantes do Peso, os Grupos de Tabagismo podem gerar conexão e orientação para a adoção de uma estratégia eficaz.

O apoio familiar é igualmente importante. Como uma pessoa consegue parar de fumar se alguém da família continua fumando dentro de casa? Como um obeso consegue emagrecer se ao seu lado há um familiar que participa de um ambiente obesogênico, criticando a dieta ou o empenho do paciente, ou ainda comendo errado na frente dele? Como deixar um paciente dependente de álcool com um estoque de bebidas em casa? A cooperação familiar, seja oferecendo palavras de encorajamento, seja contribuindo para a construção de um ambiente que dê ao paciente a ideia de que não está sozinho, aumenta muito as chances de sucesso do projeto.

Desenvolvimento de um plano para a construção de hábitos saudáveis

1. Fique atento ao hábito que você quer mudar.

Gatilho	Recompensa	Rotina
Quando sentir aquele desejo incontrolável, observe e anote: • Que horas são? • Onde você está? • Quem está com você? • O que você está sentindo exatamente?	Identifique quais possíveis desejos o seu hábito satisfaz e teste sua teoria: Pergunte-se: Ao satisfazer esse desejo, meu sentimento de urgência passou?	Inclua um comportamento na sua rotina para quebrar o vínculo direto entre hábito e recompensa.

2. Crie seu plano.
Quando eu _____ (descreva o hábito que quer mudar),
vou/faço _____ (descreva a rotina que você vai inserir para quebrar o hábito),
porque _____ (descreva a recompensa que pretende inserir por cumprir a rotina).

10. Pilar 5: Alimentação (a cura está na sua cozinha)

O consultório médico é um dos lugares em que mais aprendo sobre a vida. Atender uma agenda cheia de pacientes é sempre estar aberto a ouvir histórias e a aprender com elas. Em cada consulta há um canal aberto para um tipo de interação por onde circulam verdadeiros tesouros de sabedoria. Alguns casos aparecem na minha sala e eu sinto que ganhei mais sabedoria do que dei em conduta médica. Uma frase dita por um paciente tem o poder de fazer brotar uma reflexão profunda. Isso acontece quase todos os dias, e minha esposa sempre se impressiona com o nível de conhecimento que tenho dos meus pacientes. Fico feliz por isso porque, apesar de ser considerada uma técnica para manter o nível de empatia, essa foi, no meu caso, a forma que encontrei para gerar conexões verdadeiras e abrir um canal de trocas. Com base nessa conexão fora do campo das doenças, consigo gerar confiança e cumplicidade para construir pactos relevantes e promover mudanças no estilo de vida do paciente.

Foi em uma manhã despretensiosa de consultas que atendi o sr. José, um senhor simpático, sorridente, pele marcada pelo sol, cabelos ralos e brancos, discretamente corcunda, passos curtos, velocidade de deslocamento lenta. Aos poucos, ele entra na sala e se senta. No computador estava anotado o motivo de sua lentidão na caminhada: 96 anos de idade. Quando indaguei sobre o motivo da consulta, ele respondeu que queria fazer um check-up. Em casos assim, o médico se preocupa em identificar se o paciente tem alguma queixa. É o método de raciocínio clínico. À minha pergunta sobre se sentia alguma coisa, o sr. José disse que não, que estava bem. Para continuar meu raciocínio, tento averiguar se ele tem histórico de alguma doença e se toma remédio de uso contínuo para algum problema de saúde. Novamente, a resposta é negativa. Achei estranho um paciente com 96 anos não ter nenhuma queixa e não tomar nenhum medicamento. Começo a desconfiar de alguma doença da qual não tivesse conhecimento. Nossa conversa evidenciou perfeita lucidez da parte dele, com um discurso adequado e interação correta. Na anamnese, fui me encantando com a história do sr. José: ele morava sozinho, fazia todas as tarefas da casa sem ajuda, convivia com os outros idosos do bairro e gostava de caminhar todas as manhãs; de quebra, veio a pé para o consultório, a duas quadras de sua casa. Durante o exame físico, todos os achados se mostraram normais: pressão arterial, ausculta cardíaca sem nenhum sopro, pulmonar, exame do abdome, pulsos, tudo normal. Então, solicitei exames complementares para uma consulta de retorno, certo de que algum problema iria aparecer.

Em um paciente idoso, próximo dos cem anos, é praticamente normal haver alterações, quer no exame físico, quer nos exames complementares, principalmente no de sangue. Em minha experiência, nessa idade, quando o paciente não apresenta nenhuma queixa, dificilmente os exames cardiológicos apresentam alterações relevantes, pois é um perfil de paciente mais frágil, o que significa que qualquer alteração no coração produz sintomas. Já o exame de sangue pode esconder alterações na função renal, além de deficiências vitamínicas, como falta de vitamina D ou níveis baixos de albumina (uma proteína do sangue que permite avaliar o estado nutricional do paciente). Idosos tendem a não tolerar a ingestão de proteínas e com frequência apresentam dificuldade com a mastigação e uma digestão mais lenta.

Eis que chega o dia da consulta de retorno e tenho uma surpresa: todos os exames do sr. José — cardiológicos, ultrassom de abdome, exames de sangue com uma investigação extensa acerca de possíveis deficiências de vitaminas e minerais (o que é muito comum em idosos) — estavam normais, sem alterações de colesterol, sem diabetes ou hipertensão. Ele era muito saudável, o que me deixou encantado. Antes de terminar a consulta de retorno, perguntei-lhe a que ele atribuía tamanha saúde, e o sr. José me contou seu segredo: "Doutor, eu sempre cozinhei a minha própria comida".

Naquele fim de consulta, o sr. José falou sobre algo que nos últimos anos se tornaria uma causa da MEV: pessoas que se alimentam de comida feita em casa são mais saudáveis e vivem mais. Coincidentemente, foi por causa disso que conheci a MEV. Certo dia, em um curso em São Paulo, encontrei Paula Pires, uma colega endocrinologista que havia retornado fazia pouco tempo de Harvard, onde ouvira falar sobre um movimento nas escolas médicas americanas chamado Culinary Medicine ou Medicina Culinária. No ano seguinte, tive a oportunidade de ir a Boston aprender tanto a Medicina de Estilo de Vida como a Medicina Culinária com professores de Harvard. Paula fundou o Médicos na Cozinha, que é o principal movimento da Medicina Culinária no Brasil. O grupo realiza workshops e apresenta evidências relacionadas à importância de os médicos saberem fazer comida

151

em casa e ao impacto positivo que programas desse tipo têm na saúde dos pacientes. Por isso, é relevante difundir essa informação e ensiná-los a produzir os próprios alimentos.

Um estudo realizado no Reino Unido com mais de 11 mil indivíduos buscou analisar se pessoas que se alimentam de comida feita em casa apresentam mais saúde. A conclusão foi de que aquelas que consomem alimentos feitos em casa mais que cinco vezes por semana têm maior taxa de sucesso ao tentar aderir a dietas saudáveis, como a dieta mediterrânea e a dieta DASH, na comparação com o grupo que o faz menos de três vezes por semana. Comprovou-se ainda que as pessoas pertencentes ao primeiro grupo comem em média 62,3 gramas a mais de frutas por semana e 97,8 gramas a mais de vegetais em relação às do segundo grupo. Por essa razão, elas apresentam um risco 28% menor de obesidade e 24% menor de aumento da porcentagem de gordura na composição corporal.[1]

FREQUÊNCIA DE ALIMENTAÇÃO EM CASA VERSUS CONSUMO DIÁRIO DE CALORIAS, FIBRAS, GORDURA E AÇÚCARES (2017)

Frequência de alimentação em casa	0-1 jantar por semana	6-7 jantares por semana
Consumo diário de calorias (kcal)	2301	2164
Consumo diário de fibras (g)	16,9	15,1
Consumo diário de gordura (g)	86	81
Consumo diário de açúcares (g)	135	119

Essa tabela foi adaptada de dados de uma revisão[2] realizada por Rani Polak, professor de Medicina Culinária da Universidade Harvard e um dos pioneiros nesse conceito. O artigo, escrito para um periódico especializado em diabetes, apresenta dados muito relevantes: primeiro, mostra que jantar somente em casa, fazendo a própria comida, reduz o consumo diário de calorias em aproximadamente 150 kcal por dia, o que significa 1050 kcal por semana a menos e 4200 kcal a menos no mês.

Talvez esses números não impressionem muito o leitor, mas a mensagem que eles passam é de que jantar em casa pode fazer uma pessoa economizar a ingestão de calorias em algo equivalente a dois dias inteiros no mês. Se considerarmos que um grama de gordura corresponde a 9 kcal, podemos imaginar que apenas por jantar com comida feita em casa ao menos seis dias na semana uma pessoa deixa de engordar em torno de 466 gramas. Ao longo de um ano, isso equivaleria a pouco menos de seis quilos.

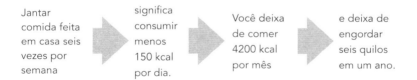

Jantar comida feita em casa seis vezes por semana ➤ significa consumir menos 150 kcal por dia. ➤ Você deixa de comer 4200 kcal por mês ➤ e deixa de engordar seis quilos em um ano.

Claro que não adianta comer comida de má qualidade feita em casa, mas podemos apreender desses estudos que, no geral, quando se comparam os grupos em relação ao mesmo tipo de comida, quem consome alimentos preparados em casa ingere menor quantidade de calorias, e capacitar as pessoas a preparar o próprio alimento pode ser um caminho para atenuar a epidemia de obesidade e diabetes que vivemos. É disso que se trata a Medicina Culinária.

Como toda intervenção em Medicina de Estilo de Vida, a intenção não é promover benefícios apenas em um aspecto da saúde, mas atuar além da nutrição, porque *alimentar é diferente de comer*. O ato de cozinhar tem um significado muito mais amplo do que simplesmente preparar a comida e colocá-la à disposição para consumo, e o momento da alimentação também pode promover efeitos terapêuticos. É o que afirma Miriam Weinstein, em seu livro *The Surprising Power of Family Meals: How Eating Together Makes Us Smarter, Stronger, Healthier and Happier* [O poder surpreendente das refeições em família: como comer juntos nos faz mais espertos, mais fortes, mais saudáveis e mais felizes].[3] Baseada em vasta evidência científica, ela apresenta o impacto das refeições em família na percepção de felicidade e no desempenho dos familiares em todos os aspectos da vida. A autora afirma que cozinhar gera propósito e conexão entre as pessoas. É o que acontece quando você prepara um alimento pensando em alguém. As consequências são melhora no convívio e efeitos benéficos diretos sobre a saúde, tanto física como mental.

Mesmo quando aplicada em contextos além dos familiares, a Medicina Culinária tem produzido resultados muito relevantes. Um grupo especializado em reabilitação pós-queimaduras extensas, com o apoio de fisioterapeutas, nutricionistas e chefs de cozinha, testou a aplicação de aulas de culinária em pacientes sobreviventes de queimaduras graves. A grande queimadura é um evento seriíssimo e gera traumas profundos no paciente, tanto no quadro clínico, em função de internações prolongadas, como nas limitações físicas e no impacto emocional provocado por essa experiência. O propósito era ajudá-los, por meio da culinária, na orientação nutricional e na reabilitação de movimentos mais finos e avaliar o resultado dessa intervenção na vida do paciente como um todo. Os resultados foram surpreendentes: de acordo com todos os pacientes, houve melhora nas habilidades manuais, o que significa sucesso no propósito da reabilitação. Além disso, aproximadamente 45% deles relataram melhora nos sintomas de ansiedade, 78% disseram que, de alguma forma, as aulas eram uma distração e um alívio de todo o sofrimento produzido pela queimadura e 60% dos pacientes mencionaram uma melhora global mesmo após o treinamento.[4]

Outro estudo foi realizado com 8500 adolescentes na Nova Zelândia e avaliou a relação entre as habilidades de cozinhar e questões nutricionais e emocionais. O questionário era simples e abordava a capacidade autorreferida desses adolescentes de preparar um alimento e manejar os utensílios na cozinha, com perguntas também sobre a qualidade da alimentação e sobre os aspectos emocionais envolvidos. O grupo descobriu que havia correlação direta entre habilidades culinárias e a qualidade da alimentação e a saúde emocional daqueles jovens. Dentre os que cozinhavam entre uma e duas vezes por semana, o consumo de frutas e vegetais era 37% maior; adicionalmente, verificou-se maior porcentagem de sintomas de bem-estar, além de boa conexão familiar e menor incidência de sintomas depressivos e ansiosos.[5]

O sr. José não teve aula de Medicina Culinária, mas intuitivamente aquele paciente saudável e sorridente conseguiu compreender as descobertas das faculdades de medicina em todo o mundo: mais do que buscar uma alimentação equilibrada, é possível utilizar a cozinha como um cenário para a promoção de saúde.

Nos Estados Unidos já são mais de cinquenta cozinhas-escolas nas faculdades de medicina e a cada semestre novas inaugurações são divulgadas. No Brasil, a Universidade

155

Federal de São Paulo (Unifesp), sob influência do dr. Aécio Góes, oferece a primeira disciplina eletiva do Brasil sobre Medicina Culinária, com o apoio da equipe dos Médicos na Cozinha. A intenção dos professores envolvidos é promover, além de aumento do conhecimento sobre nutrição e confecção dos alimentos, o uso da cozinha como um cenário de prevenção de síndrome de *burnout* nos futuros médicos. A compreensão de que alimentar é diferente de comer permite lançar um olhar diferenciado para o quadro clínico do paciente. Uma refeição nutre muito mais que nossas células; ao redor da mesa, é possível nutrir a mente e o coração com experiências maravilhosas. Ao redor da mesa, pais se conectam entre si e com os filhos, um casal produz experiências e conversas que alimentam o seu "banco de memórias afetivas", fundamental para os tempos difíceis de uma relação. Ao redor da mesa, grandes amizades se consolidam, e boas risadas atuam promovendo melhorias no cérebro de uma pessoa muito mais que qualquer antidepressivo. E a comida permeia isso, ao simbolizar cuidado, afeto e amor.

Em artigo recente em que revisou os aspectos do estilo de vida de pacientes que vivem nas *blue zones* (áreas com maior porcentagem de centenários no mundo), Beth Frates[6] destacou quatro atitudes que são centrais na construção de uma vida saudável e longeva:

- Ter uma perspectiva da vida focada em propósito e contentamento;

- Movimentar-se mais e naturalmente;

- Alimentar-se com inteligência;

- Manter a sensação de pertencimento.

O meu querido paciente, com sua vida simples de lavrador no interior de São Paulo, seguia esses preceitos. Homem de muita sabedoria, ele não me deu uma aula de culinária, mas me levou a uma reflexão muito profunda: quer viver mais? Cozinhe sua própria comida.

PROTEJA SEU DNA E O DOS SEUS FILHOS

Em 26 de junho de 2000, Ellen O'Connor, correspondente médica da CNN, anunciava em Washington, em frente à Casa Branca, um acordo de cooperação selado por Bill Clinton e Tony Blair para que Estados Unidos e Inglaterra acelerassem o projeto de decodificação do genoma humano. Foram gastos bilhões de dólares para que, no ano seguinte, esses dois líderes pudessem divulgar para a humanidade a notícia de que, afinal, estávamos prontos para o século XXI, tendo em vista que 95% do genoma já estava sequenciado. Ainda hoje me lembro de um trabalho que um estimado professor de biologia do ensino médio solicitou durante as férias de meio do ano de 1998. Era preciso ler dois livros sobre um estudo de genética. O primeiro, um belo livro ilustrado com charges, explicava a lógica da genética, principalmente a lógica mendeliana, ao passo que o segundo era sobre o Projeto Genoma.

Na ocasião, pensava-se que, quando todos os genes humanos fossem sequenciados, teríamos um mapa completo do que ocorreria com a saúde e com o comportamento das pessoas. Reportagens longas, com entrevistas propagando ideias apocalípticas sobre para onde a ciência poderia conduzir a humanidade, estavam em voga e eram constantes.

Até o início dos anos 2000, pensava-se que, com o sequenciamento em mãos, todos os problemas médicos e científicos enfrentados pelo ser humano estariam resolvidos. Fato é que a genética promoveu uma grande revolução na ciência. Muitos tratamentos foram possíveis em decorrência do aprofundamento do conhecimento genético, e, com efeito, algumas medicações e tratamentos hoje são direcionados de acordo com o DNA. Mas, convenhamos, a mudança foi muito menor do que o anunciado. Vale lembrar também que a agroindústria, sobretudo, utiliza a tecnologia CRISPR (*Clustered Regularly Interspaced Short Palindromic Repeats* ou, em português, Repetições Palindrômicas Curtas Agrupadas e Regularmente Interespaçadas), que basicamente consiste na introdução de genes em determinada espécie de planta com a finalidade de melhorar o desempenho da safra. Por exemplo, colocar um gene de mosca na semente de soja pode produzir plantações de soja mais resistentes a pragas com vistas a usar menos defensivos agrícolas. Isso já existe e é usado comercialmente, inclusive no Brasil. É esperado que essa revolução ocorra também na medicina, com novas perspectivas de tratamento.

Entretanto, na prática, a expectativa do simples conhecimento acerca do código genético não produziu ainda uma revolução no tratamento das doenças crônico-degenerativas. Se esse é o grupo de doenças que mais causa mortes na atualidade, como o conhecimento da genética que detemos na atualidade pode nos auxiliar para aumentarmos a qualidade e o tempo de vida das pessoas?

A resposta a esse justo questionamento pode estar nos detalhes da evolução do conhecimento na área. O americano James Watson e o britânico Francis Crick foram agraciados com o prêmio Nobel de Medicina (ou Fisiologia) em 1962 por terem descrito o modelo de dupla-hélice do DNA.

O ENVELHECIMENTO DO DNA — O MISTÉRIO DOS TELÔMEROS

Já na famosa experiência da ovelha Dolly, os pesquisadores foram surpreendidos por um fato novo: Dolly era um clone, mas que já nascia geneticamente velha, pois seus telômeros eram curtos. Telômeros são a ponta dos cromossomos, onde as organelas responsáveis pela divisão celular ancoram suas miofibrilas. Eles funcionam como as pontas de plástico de um cadarço de tênis. Conforme os telômeros se encurtam, a divisão celular é prejudicada.

Foi em um congresso em Orlando, em 2019, que tive o prazer de assistir a uma aula com Elisabeth Blackburn, a maior cientista sobre telômeros do mundo e ganhadora, entre outros, do prêmio Nobel de Medicina de 2009. Em cooperação com Dean Ornish, ela publicou um estudo[7] que evidenciou em homens com diagnóstico de câncer de próstata a restauração de parte dos telômeros por meio de uma intervenção profunda no estilo de vida, acompanhada de um programa estruturado. Depois, Blackburn demonstrou que houve melhora no tamanho dos telômeros em homens obesos que começaram a praticar atividade física. Essa melhora dos cromossomos vem acompanhada do ganho de massa magra e de condicionamento físico, assim como redução da circunferência abdominal e do peso.[8]

Efetuou-se uma revisão sistemática em estudos que avaliavam os telômeros, a ação da enzima telomerase (uma enzima que recupera o tamanho dos telômeros) e distúrbios psicológicos, principalmente relacionados ao estresse. Em treze de catorze estudos em que o foco recaía sobre fatores associados ao estilo de vida, observou-se que exercícios físicos, suplementação de micronutrientes na dieta (vitamina D, vitamina E, ômega-3, entre outros), meditação, *mindfulness* e prática de qigong ou de ioga produziram aumento da atividade da telomerase, ou seja, as mudanças de estilo de vida protegem contra o envelhecimento celular e podem ajudar a restaurar o tamanho dos telômeros.

EPIGENÉTICA E A PROGRAMAÇÃO METABÓLICA

Em estudos que se seguem desde a década de 1970, um grupo de cientistas comandado por Anita Ravelli desenvolveu conhecimentos tão poderosos quanto aqueles relativos à genética clássica. Partindo de um olhar sobre a Segunda Guerra Mundial, na época da chamada fome holandesa (período de grandes privações ocorrido na Holanda quase no fim do conflito, resultado de um bloqueio realizado pelos alemães), percebeu-se que mães que sofreram desnutrição durante a gestação tinham proporcionalmente mais filhos obesos em relação às mulheres que não enfrentaram esse problema. O grupo de Ravelli deduziu, então, que, na barriga da mãe, era como se a experiência vivida pelo feto fosse uma amostra de como seria o mundo lá fora. Se o bebê sofreu privação na gestação, ele ativaria genes responsáveis por poupar energia baseado na única experiência de existência que teve: a gestação sofrida, de limitação de alimento e nutrientes. Ou seja, o bebê já nascia com tendência a acumular gordura para se preservar no caso de falta de nutrientes.

De uma maneira que Ravelli e seu grupo desconheciam, a vivência da mãe durante a gestação era capaz de influenciar o feto a ponto de alterar a expressão dos genes. Assim, se a mãe viveu durante a gestação em um ambiente de estresse e privação alimentar, essa experiência negativa poderia gerar no bebê uma série de alterações na expressão genética, como se seus genes se programassem para poupar energia, desde aqueles que favorecem o acúmulo de gordura até os que produzem no paciente menos desejo de fazer atividade física, por exemplo. Por isso, apesar de as mães holandesas não terem uma manifestação de genes ligados à obesidade, os filhos gestados durante guerra, quando houve muita fome na Holanda, apresentavam obesidade com mais frequência.

A partir desse estudo, a ciência desenvolveu, paralelamente ao conhecimento do genoma humano, uma série de saberes envolvendo fatores que podem provocar um efeito "liga-desliga" nesses genes. São situações específicas, como boas ou más escolhas, que podem ativar moléculas que funcionam como interruptores. O benefício para as pessoas, hoje, é que se pode, por exemplo, desligar um gene que aumenta o risco de obesidade. Eis aí o sentido de epigenética.

Você reparou que há pessoas que engordam mais do que outras a despeito de consumirem a mesma quantidade de comida? Múltiplas variáveis estão envolvidas nesse efeito, como a quantidade de atividade física e a microbiota intestinal individual. Mas há também a expressão de genes que produzem o chamado "fenótipo poupador", ou seja, uma pessoa que expressa determinados genes que fazem dela alguém que gosta menos de exercícios, com metabolismo mais lento e maior tendência a engordar.

Essa informação é especialmente verdadeira para os primeiros mil dias de existência depois da sua concepção, ou seja, as experiências vividas dentro do útero até cerca do segundo aniversário são fundamentais para o restante da vida de um indivíduo. Há grupos de especialistas que demarcam os primeiros 1100 dias, por acreditarem que, nos cem dias anteriores à concepção, o estilo de vida dos pais pode influenciar para sempre a expressão genética do filho que nascerá.

Em 11 de janeiro de 1999, a revista *Time* publicou em sua matéria de capa um artigo intitulado "The future of medicine", no qual se celebravam os possíveis avanços da genética para o século xxi. Na edição de 18 de janeiro de 2010, lia-se na capa da mesma revista: "*Why your DNA isn't your destiny* [Por que seu DNA não é o seu destino]. O que mudou entre 1999 e 2010?

Com todo o código de DNA humano sequenciado, a engenharia genética compreendeu a ampla interação entre o estilo de vida e o DNA. Daí a importância da prática de atividade física, da boa alimentação, do controle de estresse, da boa qualidade de sono.

Assim, com base no olhar da epigenética e do estudo dos telômeros, é possível perceber a profunda relação entre os cromossomos, os genes, a expressão genética e o estilo de vida. E todo esse conjunto está correlacionado com a propensão a doenças, em especial aquelas que mais causarão morbidade e mortalidade na população mundial no século xxi — principalmente as doenças cardiovasculares, cânceres e demências.

Tem-se aí mais uma evidência importante do peso e do valor do estilo de vida saudável sobre nossa vida e nosso futuro. O indivíduo começa a cuidar da saúde dos filhos antes mesmo de concebê-los. Quando alguém cultiva um estilo de vida saudável, produz óvulos e espermatozoides mais saudáveis, o que gerará melhor qualidade de vida para o feto, proporcionando um bom crescimento para ele na barriga da mãe. Os nove meses de gestação são determinantes do ponto de vista genético e o influenciarão ao longo da vida.

Para aqueles que têm antecedentes familiares de alguma doença grave, seja câncer, seja infarto, por exemplo, a capa da revista *Time* apresenta um consolo: o seu DNA não é o seu destino. E não é mesmo! Além disso, para quem já percorreu uma jornada causando danos para a própria genética, quero oferecer aqui algumas sugestões práticas adicionais que podem não só proteger como restaurar seu DNA.

COMO A ALIMENTAÇÃO AFETA O DNA?

A principal causa de dano celular, tanto no DNA como em outras proteínas que alteram a função da célula, é a produção exagerada de radicais livres, substâncias altamente reativas produzidas de reações químicas normais do organismo, como a prática de exercícios intensos, reação inflamatória (uma das formas de que as células de defesa se utilizam para destruir bactérias é produzindo radicais livres, aos quais caberá danificar a célula da bactéria) e a respiração celular normal que ocorre no interior da mitocôndria. Só o processo de quebrar glicose para produzir energia gera grande quantidade de radicais livres. Como são muito instáveis quimicamente, essas substâncias, para se estabilizar, interagem com qualquer proteína ou estrutura química que esteja disponível. Quando essa proteína ou substância faz parte do DNA, da parede celular ou de qualquer estrutura da célula, está feito um dano.

Para equilibrar os radicais livres, nosso organismo lança mão do sistema antioxidante, que consegue inativá-los. Na ausência de agentes antioxidantes, os radicais

---

163

livres usam proteínas e DNA para se estabilizarem e, desse modo, produzem dano celular.

O estresse oxidativo de que tanto falamos nada mais é que o desequilíbrio entre os radicais livres e os sistemas antioxidantes do organismo. Situações como má alimentação, obesidade e excesso de exercícios físicos produzem mais radicais livres que o normal. E nessa situação é preciso entender a necessidade de fortalecer esse sistema.

São exemplos de sistemas antioxidantes as vitaminas C, D e E, além do sistema glutationa oxidase. Então, uma alimentação rica em vitaminas ajuda o organismo a manter o equilíbrio entre os radicais livres e o sistema antioxidante e evita dano celular tanto na estrutura da célula como no DNA.

A atividade física, o controle do estresse, as boas relações sociais, um sono de qualidade são atitudes que têm efeito protetor. Porém, quero compartilhar o que aprendi com William W. Li em seu livro *Comer para vencer doenças*.[9] Trata-se de uma lista dos principais alimentos que combatem o estresse oxidativo e aumentam o reparo do DNA, além de exercerem influência na epigenética e no alongamento dos telômeros.

EXEMPLOS DE ALIMENTOS QUE AFETAM O DNA

Antioxidantes	Aumento do reparo do DNA	Influência na epigenética	Alongamento dos telômeros
Atum	Atum	Acelga japonesa	Amêndoa
Mariscos (berbigões)	Mariscos (berbigões)	Alecrim	Amendoim
Brócolis	Cenoura	Brócolis	Avelã
Goiaba	Kiwi	Chá-verde	Café
Kiwi	Pescada	Café	Castanha-de--caju
Laranja		Couve	Castanha-do--pará
Mamão		Cúrcuma	Castanha--portuguesa
Melancia		Hortelã--pimenta	Chá-verde
Pescada		Manjericão	Linhaça
Suco de laranja		Manjerona	Macadâmia
Tomate		Repolho	Pasta de amendoim integral
Toranja		Sálvia	Pasta de amêndoa integral
		Tomilho	Nozes
			Noz-pecã
			Pinoli
			Pistache
			Semente de abóbora
			Semente de gergelim
			Semente de girassol
			Tahine

FONTE: Tabela extraída de William L. Li, *Comer para vencer doenças*. São Paulo: Companhia das Letras, 2019. p. 254. (Adaptado.)

11. Pilar 6: Sono (produzindo saúde enquanto dorme)

Você já se viu preso em um loop de problemas? Aquela situação em que o problema 1 leva ao problema 2, que leva ao problema 3, que produz um quarto problema, que, por sua vez, reforça, piora ou causa o problema 1 novamente? Chamamos isso de *espiral negativa*, ou seja, uma sequência de eventos ruins que se retroalimentam e, no que se refere à saúde, leva ao óbito depois de muito sofrimento.

O conceito de integralidade aplicado à saúde nos leva a compreender que o indivíduo está inserido em um contexto e que suas escolhas pessoais têm relação direta com o bem-estar ou a ausência dele, promovendo saúde ou causando doença. Foi assim que encontrei a colega e paciente Lis. Médica bem-sucedida, ela estava vivendo nessa espiral negativa.

Lis era uma mulher de meia-idade, casada, com quadro de hipertensão arterial de diagnóstico recente. Durante o exame físico, detectei, além de discreta hipertensão arterial, um aumento da circunferência abdominal com obesidade grau 1. Uma das perguntas a se fazer no consultório em situações assim é acerca do sono do paciente. Há estreita relação entre sono ruim, doenças respiratórias, como a apneia obstrutiva do sono, e hipertensão. Foi com a pergunta do sono que identifiquei que Lis estava vivendo uma espiral negativa e que eu precisaria entender mais sobre sua vida e sua história para ajudá-la a encontrar a cura.

O problema dela começou com um conceito que pode ser muito perigoso: o pensamento de que se funciona melhor à noite. Claro que há pessoas cujo rendimento é melhor durante a noite, e outras que produzem muito mais durante o dia, mas o perigo é usar essa preferência para fazer o que Lis fez: desde a época de estudante, ela prestigiava as primeiras horas da madrugada para estudar. Ou seja, a compreensão de que dedicar os horários "mais produtivos do seu dia" aos estudos fez com que Lis começasse a desenvolver um comportamento predominantemente noturno, reduzindo as horas totais de sono. Ela estudava até as duas ou três horas da manhã abastecendo-se com café; como resultado, ela sentia agitação mental e dificuldade tremenda de acordar cedo para ir à faculdade.

Os anos se passaram e a crença de ser mais produtiva à noite fez Lis privilegiar trabalhos nesse período. De manhã seu rendimento era baixo, mas ela não sofria com as madrugadas em claro. Dia após dia, ano após ano, era comum encontrá-la nos corredores do hospital durante os plantões noturnos, naturalmente somados a uma carga horária de trabalho diurno, já que havia certo constrangimento de sair do plantão às sete horas da manhã e ir para casa descansar enquanto os colegas chegavam aos consultórios para iniciar o atendimento. O resultado era uma média de sono de três horas e meia por dia, pois nas noites em que passava em casa ela não conseguia ir para a cama antes de uma da manhã.

Em virtude dos plantões noturnos, com poucos anos de formada Lis já compunha a estatística de médicos com *burnout*. Vivia um cansaço crônico, notado inclusive por seus pacientes. No ano de 2010, a Lis estudante de medicina sonhadora e interessada por seus pacientes jamais reconheceria a Lis médica daquela época, com uma prática profissional movida por desinteresse e mecanicidade; seu mau humor começou a afetar seus relacionamentos a ponto de colocar seu noivado em risco. Verdade seja dita, toda a vida dela estava em risco. E foi seu noivo, durante uma conversa tranquila e respeitosa, que conseguiu mostrar a ela a necessidade de reduzir o ritmo de trabalho, e Lis aceitou. Sua carga de trabalho passou a ser de cerca de 72 horas semanais, com apenas um plantão noturno. A melhora foi sensível: com o humor equilibrado, o retorno do interesse pelos pacientes e a vida social mais próxima do normal, ela se casou e sua vida começou a se restabelecer. Aos poucos, o *burnout* dava sinais de melhora, porém ela ainda insistia na crença de ser mais produtiva à noite. "Sou noturna", ela dizia. Assim, apesar de reduzir a carga horária de trabalho noturno, Lis mantinha seu pouco apreço pela manutenção das horas de sono e tampouco por sua qualidade.

Um dos problemas da privação crônica de sono é a indução de mudanças hormonais que direcionam o paciente para a obesidade. Hormônios e peptídeos cerebrais da saciedade reduzem seus níveis e os hormônios da fome aumentam, metabolicamente. Aos poucos, Lis induziu um perfil metabólico que chamamos de "poupador de energia", com propensão a produzir mais tecido gorduroso. Uma metanálise publicada em 2016 demonstrou que o risco de obesidade aumenta em 27% em pessoas que apresentam sono inadequado, e, quando se analisa o subgrupo dos jovens, esse risco aumenta para 46%. Esse foi o caso de Lis.[1]

Vale reiterar que a obesidade não é uma doença que se caracteriza apenas pelo aumento de peso; junto com ele, surgem alterações metabólicas e mecânicas que mantêm o indivíduo em uma espiral negativa constante. A síndrome metabólica induzida em Lis pela obesidade aumentou seus níveis de glicose e sua pressão arterial, o que a transformou em uma paciente com pré-diabetes e hipertensão arterial. A principal complicação mecânica que ela sofreu foi a apneia obstrutiva do sono.

Apneia obstrutiva do sono é uma doença que se caracteriza por uma alteração do fluxo de ar pelas vias aéreas durante o sono, tanto no nariz como na garganta, e que leva o paciente a quedas dos níveis sanguíneos de oxigênio durante a noite. Essas várias quedas produzem estímulos cerebrais constantes de microdespertares noturnos, os quais impedem que o paciente tenha um relaxamento profundo durante o sono, o que é fundamental para a saúde.

Pode ser provocada por uma doença constitucional, como a hipertrofia de adenoide (popularmente chamada de "carne esponjosa"), ou até por obesidade, além de uma infinidade de outras causas neurológicas e musculares. Cada causa requer um tratamento específico, que pode variar: desde o uso de CPAP (*Continuous Positive Airway Pressure* ou, em português, Pressão Positiva Contínua nas Vias Aéreas) durante a noite — trata-se de uma máscara conectada a um aparelho que literalmente sopra ar dentro das vias aéreas do paciente — até abordagem de fonoaudiologia para fortalecimento da musculatura da garganta e tratamento cirúrgico.

Em muitos pacientes, a apneia do sono atua como fator precipitante ou agravante de hipertensão arterial e arritmias, com aumento significativo do risco de infarto agudo do miocárdio e até mesmo o risco de morte súbita.

Independentemente da causa, via de regra, essa doença apresenta forte relação com a obesidade, e o emagrecimento tende a melhorar muito sua progressão e até mesmo fazê-la desaparecer.

Lis olhava diante do espelho e não gostava do que via: poucos anos de formada e já estava obesa, com hipertensão arterial e pré-diabetes. Onde a doença começou? Um olhar superficial poderia levar à observação de que tudo começou no momento em que ela comeu mais do que deveria. No entanto, quando olhamos a fisiologia do corpo, sabemos que nós não comemos necessariamente o que queremos. Na verdade, comemos o que o nosso cérebro nos manda comer.

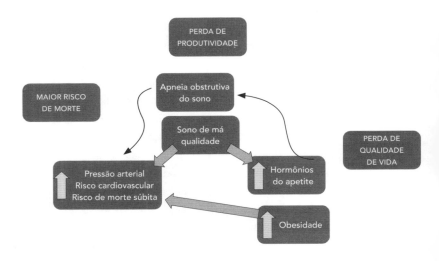

Provavelmente a doença de Lis teve início com o entendimento de que ela era uma pessoa noturna, então não havia problemas em abrir mão de algumas horas de sono para produzir. Ao longo de muitos anos, continuamente, ela optou por um sono de qualidade ruim, fosse pela necessidade de estudar, fosse por preferir trabalhar à noite. O fato é que, durante a noite, ela não produzia saúde por meio do descanso. Seu rendimento estava todo voltado para sua profissão. Isso é grave e comum.

Você já ouviu a infeliz pergunta sobre o que você faz da meia-noite às seis da manhã? A verdade é que há uma expectativa real de que é plausível abrir mão do sono em prol de um objetivo profissional ou educacional. Você consegue imaginar quantas pessoas trabalham durante a noite e como seus corpos reagem?

Enquanto dormimos, policiais, bombeiros, jornalistas, médicos, entre outros profissionais, estão trabalhando. Muitas fábricas mantêm turnos de produção, com jornada ininterrupta. Todos esses trabalhadores têm risco cardiovascular aumentado.

Em uma sociedade que busca produtividade máxima, as pessoas são conduzidas a abrir mão de seu sono para produzir. Quando há muito trabalho, predomina a percepção subjetiva de que dormir é perda de tempo. Mas sempre haverá muito trabalho, muita coisa a fazer! Todos os dias surgirão oportunidades de fazermos escolhas que podem ser ruins para a saúde.

Meu objetivo aqui não é discutir filosoficamente como se constrói uma sociedade com o menor número de pessoas trabalhando durante períodos que deveriam ser destinados ao sono. O que pretendo é demonstrar para você, leitor, como o sono é importante e como você pode melhorar a qualidade do seu sono ao introduzir pequenas mudanças nos seus hábitos.

O sono é um processo natural, recorrente e facilmente reversível de perda total ou parcial da consciência, com suspensão relativa dos movimentos e da atividade sensorial, além de inatividade voluntária dos músculos. Algumas funções do sono estão elencadas a seguir:

- restauração (o sono é um momento de desaquecimento do corpo e do cérebro);

- regulação dos canais iônicos (o sono funcionaria como um *reset* do sistema, o que favorece o funcionamento no dia seguinte);

- reparo do corpo e otimização do crescimento;

- atuação como anti-inflamatório (vários estudos demonstram que um sono de qualidade tem o poder de reduzir marcadores de inflamação no sangue);

- melhora do humor com redução de fadiga mental e maior capacidade de produzir emoções mais suaves;

- proteção cardiovascular (há estreita relação entre sono de má qualidade e aumento de risco de infarto e morte súbita);

- melhora da neuroplasticidade, ou seja, da capacidade dos neurônios de se adaptarem a novas situações e de desenvolverem a capacidade de executar novas tarefas por novas conexões cerebrais;

- melhora da memória;

- aumento da percepção de prazer;

- aumento de energia.

172

Na prática profissional de cardiologista, atendo a centenas de pacientes que vivem dentro de um ciclo muito danoso para o corpo, em que é difícil estabelecer o que acontece primeiro: a má qualidade do sono aumenta o risco cardiovascular e altera hormônios que favorecem o aumento do apetite; com isso, aumenta a circunferência abdominal, que alimenta o ciclo de mais risco cardiovascular e ainda desenvolve apneia obstrutiva do sono, que, por seu turno, piora a qualidade do sono.

Em face do que apresentamos, fica fácil entender por que o sono é considerado um pilar da Medicina de Estilo de Vida e uma ferramenta poderosa para ajudar a reconstruir a saúde.

Uma publicação no periódico *Appetite*[2] demonstrou que ensinar a jovens adultos técnicas para melhorar os hábitos do sono, como as descritas ao final do capítulo, fez portadores de sobrepeso aumentarem as horas de sono de 5,6 para 7,1 horas em média. Essa mudança foi capaz de promover um aumento da percepção do vigor global, a redução da sonolência diurna e mudanças no padrão alimentar, ou seja, verificou-se, por um lado, redução no desejo de consumir doces e alimentos industrializados e, por outro, aumento do apetite por vegetais e carnes.

O fato é que um sono ruim altera a secreção de hormônios da fome, como a orexina, a grelina, a leptina e o neuropeptídeo Y, e o cérebro começa a pedir açúcar e gordura o mais rápido possível. A consequência é ganho de peso e todos os problemas decorrentes da obesidade.

Além disso, vejo a questão do sono como central na polêmica que envolve o uso de hormônios anabolizantes. Em vez de usar megadoses de hormônios vindas de ampolas injetadas no músculo, um sono adequado tem o poder de aumentar o hormônio do crescimento (GH) e a testosterona de maneira fisiológica, propiciando a sensação de bem-estar, potencializando os ganhos de massa magra e favorecendo o emagrecimento sem os riscos deletérios do uso indiscriminados desses remédios, como câncer, atrofia testicular e problemas cardíacos.

Mais uma vez, evidenciamos que não existe remédio capaz de substituir aquilo que você precisa vivenciar. O processo saúde-doença, assim como a sua cura, são experiências de vida, de mudança predominantemente comportamental.

Nesse contexto de abordagem comportamental, gostaria de abordar alguns aspectos da Terapia Cognitivo-Comportamental para Insônia que você pode aplicar no seu dia a dia para melhorar seu sono. Sim, há pessoas com sérios distúrbios do sono que precisam tomar remédio continuamente, mas mesmo elas podem ter melhorias significativas e reduzir a dose da medicação se adotarem as práticas apresentadas a seguir.

Controle de estímulo: associe a cama ao ato de dormir e somente a isso (no máximo a relações sexuais). Jamais a use como lugar para assistir à televisão, comer, brincar com seus filhos. Busque outros pontos da casa para isso. Controle seu tempo na cama para que seu organismo entenda que, quando você está ali, é para dormir. Evite usar o computador antes de dormir e não fique exposto à luz azul ou a barulhos.

Higiene do sono: nosso organismo foi treinado para viver em ciclos de um dia. É o chamado ritmo circadiano, ou seja, uma série de alterações hormonais que acontecem ao longo do dia e que envolvem a liberação de cortisol, de adrenalina e de noradrenalina logo de manhã para acordarmos e termos disposição, ao lado da secreção de melatonina para dormirmos. Um dos fatores que contribuem para o bom funcionamento do ritmo circadiano é a exposição à luz durante o dia e à escuridão durante a noite. Portanto, para uma boa noite de sono, precisamos de um quarto escuro. Outra questão fundamental para uma boa higiene do sono é controlar a exposição a substâncias que alteram o padrão de funcionamento cerebral, como álcool, cafeína e nicotina. Deixe seu cérebro relaxar naturalmente.

Exercícios: a prática regular de exercícios melhora o sono REM, que é aquele sono mais profundo, e também reduz a quantidade de despertares noturnos e o tempo que uma pessoa fica deitada na cama aguardando o sono chegar. Porém, exercícios mais vigorosos devem ser feitos até duas horas antes do horário de dormir, para que o corpo consiga desacelerar e relaxar. Existe também a hipótese do ATP (trifosfato de adenosina), que é a molécula básica para a produção de energia. Quando precisamos de energia, nossas mitocôndrias quebram o ATP, que se transforma então em ADP (difosfato de adenosina). Alguns pesquisadores sugerem que o ADP melhora o sono mais profundo, portanto, queimar a reserva de ATP com exercícios físicos pode ser um dos caminhos para entender como o sono melhora depois dessa prática.

Hábitos nutricionais: alguns tipos de alimentos podem ampliar a disponibilidade de triptofano, um aminoácido capaz de aumentar a produção de serotonina e de melatonina pelo corpo. São eles: castanhas de forma geral, feijões, aveia, soja, abacaxi, tomate, kiwi, cereja, queijos, ovos, ostra, aves e carne vermelha. É importante evitar o consumo de alimentos muito ricos em energia antes de dormir, como gorduras e carboidratos refinados (açúcar e farinha branca).

HIGIENE DO SONO		
Atividades durante o dia	**Rituais antes de dormir**	**Condicionamento para um bom sono**
• Evite dormir durante o dia. • Movimente-se bastante com exercícios programados (na academia) e não programados (o desafio dos 10 mil passos, por exemplo).	• Desligue a televisão, assim como computadores e celulares. • Reduza as luzes. • Tome um banho morno. • Vá para a cama apenas quando estiver cansado. • Evite cafeína e álcool. • Coma alimentos ricos em triptofano.	• Arrume seu quarto para ficar confortável, com temperatura agradável, escuro e silencioso. • Se seu cérebro estiver agitado, recite um poema, faça uma oração, cante uma música calma ou entoe um mantra; conte sua respiração, trabalhe o relaxamento progressivo da cabeça aos pés. • Se ainda estiver acordado depois de vinte minutos, saia da cama e tente ler um livro com luz fraca. • Busque técnicas de relaxamento, de alongamento ou de ioga.

Repare na beleza que é o nosso corpo. É como uma usina que não para nunca. Mesmo quando dormimos, estamos produzindo e construindo algo. A questão é que a vida funciona em pulsos. Dia e noite, pressão arterial máxima e mínima, sono e vigília, tudo no nosso corpo ocorre em ciclos. Por causa da vida moderna, temos a tendência a supervalorizar a vigília porque nos dias de hoje interessam muito mais o que se produz no trabalho e as atividades que desenvolvemos acordados. Em uma época em que dispor de bens materiais é considerado mais relevante do que viver uma vida simples, a cobrança da sociedade é tanta que alguém que se dedique a um sono de qualidade pode parecer tolo. Mas quem pensa assim está completamente enganado. Essa é mais uma falácia que a vida moderna tenta nos impor para tirar a lucidez das nossas decisões com falsos prazeres, os quais nos conduzem a doenças físicas e mentais.

Tudo o que demonstramos neste livro é que precisamos voltar aos pilares. A vida moderna nos ensina que temos de ganhar o mundo, o que requer muito estudo, muito trabalho e sacrifício. Então, quanto menos tempo dormimos, mais produtivos nos tornamos, mais valor produzimos. Porém, ir na contramão do que prega o sistema pode ser difícil no começo, mas é muito recompensador. Jamais abra mão do que é essencial para sua existência. Os pilares da Medicina de Estilo de Vida mostram que, para ter uma vida saudável, não se deve abrir mão dos momentos de descanso — justamente o oposto: devemos priorizá-los! É descansado que o seu cérebro vai produzir mais e melhorar sua performance no trabalho, na vida, assim como seu humor e suas relações sociais.

O sono é um momento de reparação, em que se reconstroem proteínas e células. Sem um período adequado de relaxamento, submetemos nosso organismo a consequências graves que participam diretamente do adoecimento. Por isso, não existe cura sem um sono de qualidade.

Portanto, comece hoje mesmo a praticar a higiene do sono; olhe para sua rotina; reprograme suas atividades. Se precisar, mude os móveis de lugar, coloque uma cortina que vede bem sua janela, programe adequadamente sua alimentação após as dezoito horas e aproveite uma boa noite de sono!

LEMBRE-SE: CRIE NA SUA CAMA UM SANTUÁRIO DO SONO

- Cama é para sexo e sono.
- Cama não é para trabalhar, escrever, discutir, enviar e-mails, gastar tempo preocupado tentando resolver problemas.

---

12. Espírito, corpo e coração

A espiritualidade não está entre os pilares da Medicina de Estilo de Vida, entretanto, é relevante ter algumas informações sobre esse assunto, considerando sua importância nos dias de hoje.

Em 2019, a Sociedade Brasileira de Cardiologia (SBC) publicou um documento histórico. Pela primeira vez, uma sociedade médica tornou público um documento declarando a importância da espiritualidade no exercício da cardiologia, tanto na prevenção como no tratamento. Nesse documento, afirmava-se que a espiritualidade tem impacto direto na qualidade de vida e na longevidade da população, razão pela qual se recomenda que os profissionais que atuam na área incentivem em seus pacientes a prática da espiritualidade e, adicionalmente, tentem parametrizar essa abordagem com um instrumento que seria chamado de "anamnese espiritual".

A receptividade desse documento foi muito boa. Não tenho dúvidas de que foi uma excelente ação da SBC conectar-se com os anseios da população. Obviamente alguns colegas médicos se mostraram críticos com a desenvoltura da espiritualidade nos pacientes. Outros que são religiosos se sentem inibidos pelo cientificismo predominante no seu ambiente de trabalho e pelo receio de serem criticados por seus pares. Por isso, quando a SBC criou o Grupo de Estudos em Espiritualidade de Medicina Cardiovascular (Gemca), tive dúvidas de que a ideia prosperaria. Apesar de conhecer as evidências científicas em relação ao assunto, nunca me deixei iludir com o ceticismo de meus colegas. Mas a questão é que as evidências científicas são irrefutáveis e respondem (e correspondem) à prática da população.

Ainda em 2019, a SBC incluiu a espiritualidade nas Diretrizes Brasileiras de Prevenção Cardiovascular, ao lado da atividade física, da alimentação, do colesterol, da hipertensão e do diabetes. Foi um avanço e uma inovação.

Nessas Diretrizes, a SBC afirma a importância da espiritualidade e da religiosidade no enfrentamento de doenças e no contexto saúde-doença, tanto para o paciente e seus familiares como para a equipe de profissionais que cuidam dele. O Gemca define espiritualidade como "um conjunto de valores morais, mentais e emocionais que norteiam pensamentos, comportamentos e atitudes nas circunstâncias da vida de relacionamento intra e interpessoal",[1] o que se afasta do contexto religioso tradicional. Entretanto, a mesma diretriz mostra um estudo que foi conduzido junto a uma comunidade cristã americana por oito anos e meio e que revelou menor risco de morte entre pessoas que frequentavam o serviço religioso ao menos uma vez por semana em comparação com os que não frequentavam.

Um estudo realizado pela Women's Health Iniciative (WHI) acompanhou um grupo de 43 mil mulheres após a menopausa e demonstrou que a prática religiosa individual, com orações privadas, leitura da Bíblia e meditação, foi identificada como um fator protetor contra doença cardiovascular com significância estatística.

Outro estudo, o Nurses Health Study (NHS), avaliou 74 mil enfermeiras, acompanhadas por até oito anos, e o que se constatou foi que frequentar serviços religiosos ao menos uma vez por semana produzia um impacto capaz de reduzir em até 30% o risco de morte, doença cardiovascular e câncer. A ciência também ratifica que a frequência a serviços religiosos pode ter o efeito denominado "dose-dependente". Estudos que seguiram mulheres negras americanas demonstraram redução de risco de até 46% de doença cardiovascular entre aquelas que frequentaram a igreja mais de duas vezes por semana em relação às que frequentavam uma única vez por semana.

Veja alguns dos questionamentos feitos pela SBC no tocante à abordagem da espiritualidade nos pacientes.

QUESTIONÁRIOS FICA E HOPE PARA ANAMNESE ESPIRITUAL	
Questionário FICA	Questionário HOPE
F — Fé/crença. Você se considera religioso ou espiritualizado? Você tem crenças que ajudam a lidar com os problemas? Se não tem, o que dá significado à vida?	**H — Há fontes de esperança?** Quais são suas fontes de esperança, conforto e paz? A que você se apega nos tempos difíceis? O que lhe dá apoio e faz você andar para a frente?
I — Importância/influência. Que importância você dá para a fé e as crenças religiosas na sua vida? A fé ou as crenças já ajudaram você a lidar com estresse ou problemas de saúde? Você tem alguma crença que pode afetar decisões médicas ou o seu tratamento?	**O — Organização Religiosa.** Você se considera parte de uma religião organizada? Isso é importante? Faz parte de uma comunidade? Isso ajuda? De que formas sua religião ajuda você? Você é parte de uma comunidade religiosa?

C — Comunidade. Você faz parte de alguma comunidade religiosa ou espiritual? Ela lhe dá suporte? Como? Existe algum grupo de pessoas que você realmente ama ou é importante para você? Há alguma comunidade (igreja, templo, grupo de apoio) que lhe dê suporte?	**P — Práticas espirituais pessoais.** Você tem alguma crença espiritual que seja independente da sua religião organizada? Você crê em Deus? Qual é a sua relação com ele? Que aspectos da sua espiritualidade ou prática espiritual ajudam mais (oração, meditação, leituras, frequentar serviços religiosos)?
A — Ação no tratamento. Como você gostaria que o médico considerasse a questão religiosidade/ espiritualidade no seu tratamento? Indique algum líder religioso/espiritual da sua comunidade.	**E — Efeitos no tratamento.** Há algum recurso espiritual do qual você está sentindo falta? Há alguma restrição para seu tratamento gerada por suas crenças?

Esses dois questionários têm semelhanças que evidenciam os pontos que são mais significativos para as equipes médicas. Do ponto de vista dos hábitos religiosos, considera-se importante na abordagem médica a vida em comunidade. Como vimos anteriormente, a solidão e o isolamento social exercem impacto direto no desenvolvimento das doenças, e as comunidades religiosas são um tratamento excelente para evitar a solidão, com grandes benefícios para a saúde orgânica e mental.

Igualmente importantes são a crença, a fé e a esperança. Por ocasião do diagnóstico e do tratamento de doenças graves, o paciente apresenta uma carga de estresse grande, com liberação de adrenalina, noradrenalina e cortisol, o que impacta negativamente no tratamento e no prognóstico. A crença e a esperança são potencializadas quando o paciente tem práticas religiosas pessoais, com orações e meditação. Cabe ao médico oferecer a este, em especial quando internado, o acesso a um suporte espiritual em conformidade com suas tradições e crenças.

Há outro grupo de estudos que avalia o impacto de disposições mentais e espirituais — o perdão, a gratidão, o relaxamento/meditação e a resiliência — nas doenças cardiovasculares.

Estudos demonstram que o perdão amplia as possibilidades de construção de melhores estratégias adaptativas, em contraposição aos sentimentos de ansiedade, raiva e hostilidade, potentes fatores de risco cardiovascular. Também reduzem o estresse, a drogadição e a ruminação, que é a volta constante de pensamentos negativos.

A disposição para perdoar tem relação direta, medida em estudos científicos, com menor risco de infarto. A resiliência melhora a adesão ao tratamento, assim como a qualidade de vida, independentemente da idade e do estado da doença. Pacientes com bom desenvolvimento da espiritualidade e da religiosidade apresentam maiores níveis de resiliência.

Estudos em pacientes com insuficiência cardíaca demonstram menor índice de marcadores inflamatórios dentre aqueles que apresentam melhores índices no *Gratitude Questionnaire*–6 (GQ-6), um questionário validado cientificamente para medir o nível de gratidão.

Quando observo esses dados, não posso deixar de mencionar minha experiência pessoal no que se refere à importância da espiritualidade. Se eu começasse pela minha experiência, poderia parecer uma pregação religiosa, mais que um texto profissional. No entanto, é difícil dissociar a vida profissional da espiritualidade, tanto pelo senso de missão como pela abordagem da Medicina de Estilo de Vida, que busca uma visão integral do paciente.

Eu cresci em um contexto familiar religioso. Meus pais sempre frequentaram a igreja, conduzidos e ensinados por meus avós. Desde sempre, tive a vivência e a crença no Eterno e fui incentivado a práticas individuais de cultivo da espiritualidade, com orações e a leitura da Bíblia. Durante o período da faculdade, conheci minha esposa dentro de uma igreja e nunca vivemos grandes dilemas acerca de nossa fé. Eu me formei médico e sigo me esforçando para ser um médico humanizado, com a espiritualidade se refletindo em minha prática profissional diária e única, em nome da empatia e do respeito pela vida humana.

Anos se passaram e um dia eu me vi paciente — pior, vi o meu filho mais novo se tornar paciente. Em 2017, às vésperas da Maratona de Nova York, já treinado, concentrado, com as malas feitas para embarcar, Davi, à época com dois anos e meio de idade, começou a apresentar uma alteração na marcha, com a perda do equilíbrio. Orientados por um casal de amigos neurologistas, fomos ao hospital em busca de uma definição rápida para o caso, principalmente porque minha viagem estava agendada para dali a dois dias. Para a nossa surpresa, aquilo que a minha esposa achava ser uma vertigem infantil era um tumor cerebral enorme. A situação era catastrófica. O tumor era muito grande.

Na manhã seguinte, depois de uma madrugada triste, nós três, Kerlly, Davi e eu, nos encontrávamos em um hospital voltado ao tratamento de câncer infantil. Sempre fomos sozinhos em Campinas. A minha família mora em São Paulo e a família de minha esposa vive no interior do estado. Então, naquele dia, pouquíssimas horas depois do diagnóstico, não havia tempo hábil para os familiares arrumarem suas vidas em meio a um dia corrido de semana e chegarem até nós para nos ampararem. Lembro-me como se fosse hoje do momento em que caminhávamos por fora do hospital até o Centro de Radiologia do Hospital Boldrini, de cabeça baixa, lágrimas nos olhos e solidão completa. Dentro de nós havia só medo e vazio. No colo, nosso filho, que não entendia nada, e ainda estava ligeiramente sedado pela medicação da tomografia feita durante a madrugada. Um veículo estacionou ao nosso lado no pátio e abriu a janela. Era Rebeca, uma amiga da igreja. No momento do diagnóstico, foi muito reconfortante ter a presença de uma pessoa do ambiente religioso ao nosso lado. Logo chegou mais um casal, também da igreja, a quem considero como segundos pais. Depois de mais algum tempo nossa família começou a chegar.

Naqueles dias, eu vivi um momento crítico da minha vida como médico cristão. O dilema era: eu deveria pensar como médico ou como cristão? Se pensasse como médico, as possibilidades não eram boas. Como cristão, restava a fé. Como médico, eu sentia a necessidade de estar no controle de algo sobre o qual não tinha nenhuma ingerência. Como cristão, eu precisaria acreditar, esperar e confiar. A minha conclusão diante daquele dilema foi entender que eu não podia fazer nada.

Segundo minha perspectiva de fé e do modo como enxergo o cristianismo, eu também não seria capaz de fazer nada para merecer a cura do meu filho. Então, restou a mim me tornar paciente com meu filho, pai de paciente, e esperar. A comoção foi muito grande. A notícia se espalhou muito rápido e não fizemos questão de escondê-la. Hoje, avalio que fizemos bem, porque nos permitimos receber o carinho e o suporte de nossa comunidade de fé.

No dia da cirurgia, que durou longas catorze horas, um grupo de cerca de cinquenta pessoas estava reunido no hospital, entre familiares e amigos da igreja. Tanto no pré-cirúrgico como no dia da cirurgia e no pós-cirúrgico, fomos carregados no colo pela comunidade da qual fazíamos parte e pude sentir na pele o significado da palavra *pertencimento*.

A cirurgia foi um sucesso e Davi logo recebeu alta. Ele precisou ser internado novamente por causa de uma febre, mas recebeu alta logo em seguida, e tudo ficou bem. Inesperadamente, porém, em março de 2019, houve a necessidade de uma nova intervenção cirúrgica. Dessa vez a cirurgia seria menor e complementada com radioterapia. E agora, quando digito estas palavras, graças a Deus está tudo bem com nosso grande Davi.

Diante de todos esses quadros, a intenção do capítulo não é produzir proselitismo ou pensar na possibilidade de uma intervenção sobrenatural. Não, o objetivo é mostrar como a espiritualidade pode trazer benefícios para a saúde, no que diz respeito ao aspecto da questão individual da espiritualidade pessoal e também do suporte comunitário. É disto que as evidências tratam: quando o indivíduo desloca a sua atenção para aspectos mais sublimes da existência com base em experiências individuais e coletivas, como perdão, comunhão, oração e caridade, sua saúde melhora tanto no aspecto da prevenção como no da cura. Do ponto de vista científico, um caso clínico isolado tem baixo poder de evidência. Contudo, posso afirmar e reafirmar a importância que a fé e a inserção em uma comunidade trouxeram para mim, para minha esposa e para o Arthur, nosso filho mais velho.

Diante de uma sociedade sedenta por evidências científicas, também precisamos valorizar as experiências pessoais. Segundo o dr. Dean Ornish, "dados científicos não mudam as pessoas, histórias sim". Que essa história sirva de inspiração e exemplo para a sua saúde e para a saúde de sua família.

Epílogo

Com este livro, procurei mostrar que encontrar a cura é uma jornada. A vida das pessoas muda, e a medicina precisa mudar e corresponder aos desafios e anseios que surgem. Não há mais espaço para uma medicina superficial e demasiadamente simplista, que acredita que a solução de problemas tão complexos é um simples remédio. Se há algo que aprendi é que não são os remédios que vão promover a saúde da população. Isso vai ser feito pela mudança no jeito de viver e de pensar, uma mudança no modo como você come, no que come, uma mudança nos paradigmas do seu relacionamento com o seu emprego, com sua carreira e com seus anseios. Hoje treinamos nossos jovens para ganhar o mundo; quando eles chegam à adolescência, nossa única preocupação consiste em vê-los em uma boa faculdade e, para isso, não vemos problemas em deixar a escola tornar as aulas de Educação Física opcionais. O jovem interrompe as poucas atividades físicas que pratica para ficar apenas estudando. Assim eles começam a ganhar o mundo. Mas o importante nisso é perceber que não há vantagem em ganhar o mundo perdendo a qualidade de vida. As grandes corporações compram a existência de seus funcionários e executivos em troca de carros, celulares, casas luxuosas e glamour, no entanto, quando chegam aos cinquenta anos, esses profissionais têm dinheiro, mas não saúde. Usufruem de muitos confortos, mas têm limitações físicas e não podem aproveitar com plenitude o que conquistaram.

Ao longo do livro, citei casos reais de pessoas que encontraram significado em sua vida em momentos críticos, que se viram diante de situações que exigiram algum tipo de mudança. Ana Laura, a paciente com síndrome do pânico e dependente de medicamentos psicotrópicos, se curou com a prática de corrida. Quão importante foi a presença do marido ao seu lado para acompanhar, acolher e encorajar. Talvez, se estivesse se sentindo sozinha, ela não conseguisse dar os passos de saúde que a levaram para a corrida e a libertaram das medicações.

Isabelli, a jovem aventureira que quase morreu com um quadro de insuficiência cardíaca por cardiomiopatia hipertrófica e que, após o transplante, ganhou uma nova vida. No ínterim entre terminar o capítulo e escrever este epílogo, recebi uma mensagem dela por WhatsApp com uma foto: campeã brasileira de natação nas Olimpíadas de Pacientes Transplantados. Apesar dos remédios e do cuidado, ela está vivendo intensamente, não mais preocupada com a possibilidade de rejeição ao órgão transplantado (o maior temor dos pacientes que recebem um órgão) ou com o que vai ocorrer no futuro — ela está preocupada em ser feliz.

Nenhum dos casos de cura que citei ocorreu com pessoas solitárias. Eu mesmo fui profundamente abençoado pelos conselhos de minha esposa e acabei encontrando na atividade física e nas maratonas um novo significado para a minha vida. Ainda mais depois da experiência que vivemos com o Davi, às vésperas da Maratona de Nova York de 2017, fizemos questão de ir para a edição de 2018 e corri em homenagem a ele. Ao longo da prova, tudo em que eu pensava era na gratidão de viver aquela celebração com milhares de pessoas à beira das avenidas gritando. Minha saúde só faz sentido se minha família estiver ao meu lado.

O que desejo com este livro é justamente provar o conceito de uma visão de saúde mais ampla, de que só é possível vislumbrar a cura quando se consegue ter clareza sobre o processo por trás da doença. Esse processo está associado à forma de viver a vida, sustentada por conceitos pessoais, sociais, espirituais... Isso exige toda a nossa atenção.

Como médico, empenho muita energia em dialogar para inspirar meu paciente e lhe mostrar o caminho da saúde. Lembremos o impacto de uma simples conversa de um cardiologista com Adail — uma semente plantada em solo fértil. Nem todo solo apresenta essa condição, porém é obrigação do profissional plantar; plantar inspiração, esperança, fé, autocuidado, atenção, saúde.

Aos colegas da área da saúde, afirmo com entusiasmo: vamos acreditar mais em nosso poder de diálogo e convencimento e menos na tecnologia. As pessoas buscam médicos que as ouçam, que ofereçam mais conversa e menos remédio, mais atenção e não apenas exames, mais inspiração e menos pressa, mais relacionamento, mais olhos nos olhos e menos na tela do computador.

Que este livro possa propiciar a transformação de que sua vida está precisando, bem como a ressignificação, o entendimento sobre um novo estilo de fazer medicina, um jeito que trabalha com conexões sociais, que valoriza a alimentação, a atividade física, o sono, o controle do estresse e o abandono das substâncias tóxicas. Esses são os pilares da minha medicina, a Medicina de Estilo de Vida.

Agradecimentos

O maior desafio nesta parte final é contemplar todas as pessoas que de alguma forma contribuíram em minha jornada até a confecção deste livro. Entretanto, não enfrentá-lo é uma omissão que julgo imperdoável, visto que cada um dos que me cercam e me cercaram ao longo de minha vida colaboraram de alguma maneira para pavimentar o caminho que percorri até aqui.

Nesse desafio, agradeço inicialmente à minha família: meus pais, que me entregaram o arcabouço psicossocial para começar bem a jornada, minha amada esposa, que, além de mãe dos meus filhos, teve papel fundamental na minha mudança de estilo de vida e na elaboração do meu conteúdo digital pelo canal do YouTube "Meu Coração Saudável", por meio do qual pude tocar milhões de pessoas.

Obrigado aos meus colegas de profissão e professores, com quem aprendo diariamente. Agradeço em especial aos meus sócios, que, além de tolerarem minhas "loucuras" e sonhos, encaram os desafios ao meu lado, como a Clínica Benavitta e o HealPro™, meu programa de reabilitação e Medicina de Estilo de Vida, a menina dos olhos atualmente.

E, por último, agradeço aos meus pacientes. Alguns deles tiveram suas histórias contadas neste livro, mas muitos se tornaram amigos queridos, pessoas que admiro e respeito. Depois de um dia pesado de trabalho, é um privilégio poder descansar e, ao acordar de manhã, pensar: "Como é bom cuidar de pessoas!".

A todos, meu muito obrigado!

Notas

INTRODUÇÃO [pp. 9-14]

1. Salim Yussuff et al., "Effect of Potentially Modifiable Risk Factors Associated with Myocardial Infarction in 52 Countries (the INTERHEART Study): Case-control Study". *The Lancet*, v. 364, n. 9438, pp. 937-52, set. 2004. Disponível em: <https://www.thelancet.com/pdfs/journals/lancet/PIIS0140-6736(04)17018-9.pdf>. Acesso em: 28 jan. 2021.
2. Essa porção do estudo foi uma subanálise específica para a região.

2. A MEDICINA DE ESTILO DE VIDA: QUANDO A CURA COMEÇA ANTES DA DOENÇA [pp. 25-39]

1. Catrine Tudor-Locke et al., "How Fast Is Fast Enough? Walking Cadence (Steps/Min) as a Practical Estimate of Intensity in Adults: A Narrative Review". *British Journal of Sports Medicine*, n. 52, pp. 776-88, 2018. Disponível em: <https://bjsm.bmj.com/content/bjsports/52/12/776.full.pdf>. Acesso em: 28 jan. 2021.

3. QUANDO ME TORNEI UM MÉDICO PACIENTE [pp. 40-58]

1. Crystal Stine, *Holy Hustle: Embracing a Work-Hard, Rest-Well Life*. Eugene, OR: Harvest House, 2018.

4. IDENTIFICANDO O INIMIGO: MIRE SEU ALVO NA INFLAMAÇÃO [pp. 59-71]

1. Fator de risco é um conceito muito específico e difere do de marcador de risco. Quando a associação é de uma característica ou doença que é passível de prevenção, como o tabagismo, chamamos de fator de risco. Ou seja, quando se tira o paciente da exposição a esse agente, reduz-se o risco dele. Isso acontece com tabagismo, obesidade, problemas relacionados a colesterol, hipertensão, diabetes. Já o marcador de risco é imutável, como sexo, alterações genéticas, grupo étnico. Por isso, a definição de fator de risco foi um marco no conhecimento, no tratamento e na prevenção da doença coronariana.

2. Philip P. Cavicchia et al., "A New Dietary Inflammatory Index Predicts Interval Changes in Serum High-Sensitivity C-Reactive Protein". *The Journal of Nutrition*, v. 139, n. 12, pp. 2365-72, dez. 2009. Disponível em: <https://academic.oup.com/jn/article/139/12/2365/4670607>. Acesso em: 28 jan. 2021.

3. Nitin Shivappa et al., "Dietary Inflammatory Index and Cardiovascular Risk and Mortality — A Meta-Analysis". *Nutrients*, v. 10, n. 2, fev. 2018. Disponível em: <https://www.mdpi.com/2072-6643/10/2/200>. Acesso em: 28 jan. 2021.

4. *A sindemia global da obesidade, desnutrição e mudanças climáticas — Relatório da Comissão The Lancet*, jan. 2019. Disponível em: <https://alimentandopoliticas.org.br/wp-content/uploads/2019/08/idec-the_lancet-sumario_executivo-baixa.pdf>. Acesso em: 28 jan. 2021.

5. Michael E. J. Lean et al., "Primary Care-led Weight Management for Remission of Type 2 Diabetes (DiRECT): An Open-label, cluster-randomised trial". *The Lancet*, v. 391, n. 10120, pp. 541-51, fev. 2018. Disponível em: <https://www.thelancet.com/journals/lancet/article/PIIS0140-67361733102-1/fulltext>. Acesso em: 28 jan. 2021.

6. Suzana Vieira, "Remissão do diabetes através de dieta de baixa caloria — Estudo *DiRECT*", 11 nov. 2019. Disponível em: <https://www.diabetes.org.br/profissionais/noticias/687-remissao-do-diabetes-atraves--de-dieta-de-baixa-caloria-estudo-direct/>. Acesso em: 28 jan. 2021.

6. PILAR 1: ATIVIDADE FÍSICA (UM REMÉDIO QUE CURA ANTES DE A DOENÇA APARECER) [pp. 82-96]

1. Catrine Tudor-Locke et al., op. cit.

2. Catrine Tudor-Locke et al., "A Step-defined Sedentary Lifestyle Index: < 5000 Steps/Day". *Applied Physiology, Nutrition, and Metabolism*, v. 38, n. 2, pp. 100-14, fev. 2013. Disponível em: <https://cdnsciencepub.com/doi/10.1139/apnm-2012-0235>. Acesso em: 28 jan. 2021.

3. Catrine Tudor-Locke et al. "How Many Steps/Day Are Enough? For Adults". *International Journal of Behavioral Nutrition and Physical Activity*, v. 8, n. 79, jul. 2011. Disponível em: <http://www.ijbnpa.org/content/8/1/79>. Acesso em: 28 jan. 2021.

4. Catrine Tudor-Locke et al. "How Many Steps/Day Are Enough? For Older Adults and Special Populations". *International Journal of Behavioral Nutrition and Physical Activity*, v. 8, n. 80, jul. 2011. Disponível em: <http://www.ijbnpa.org/content/8/1/80>. Acesso em: 28 jan. 2021.

5. Bernard C. K. Choi et al., "Achieving the Daily Step Goal of 10,000 Steps: The Experience of a Canadian Family Attached to Pedometers". *Clinical and Investigative Medicine*, v. 30, n. 3, pp. 108-13, jun. 2007. Disponível em: <https://cimonline.ca/index.php/cim/article/view/1078>. Acesso em: 28 jan. 2021.

6. K. T. Halam, S. Bilsborought e M. de Courten, "'Happy Feet': Evaluating the Benefits of a 100-Day 10,000 Step Challenge on Mental Health and Wellbeing". BMC *Psychiatry*, v. 18, n. 19, jan. 2018. Disponível em: <https://bmcpsychiatry.biomedcentral.com/articles/10.1186/s12888-018-1609-y>. Acesso em: 28 jan. 2021.

7. PILAR 2: MANEJO DO ESTRESSE (A CRISE DO AUTOCUIDADO DOS MÉDICOS) [pp. 97-109]

1. Robert F. Kushner e Kirsten Webb Sorensen, "Lifestyle Medicine: The Future of Chronic Disease Management". *Current Opinion in Endocrinology, Diabetes and Obesity*, v. 20, n. 5, pp. 389-95, out. 2013. Disponível em: <https://journals.lww.com/co-endocrinology/Abstract/2013/10000/Lifestyle_medicine___the_future_of_chronic_disease.5.aspx>. Acesso em: 28 jan. 2021.

2. Thiago Marques Fidalgo e Dartiu Xavier da Silveira, "Uso indevido

de drogas entre médicos: Problema ainda negligenciado". *Jornal Brasileiro de Psiquiatria*, v. 57, n. 4, pp. 267-69, 2008. Disponível em: <https://www.scielo.br/scielo.php?script=sci_arttext&pid=S0047-20852008000400007&lng=en&nrm=iso>. Acesso em: 28 jan. 2021.

3. Hamer Nastasy Palhares Alves et al., "Perfil clínico e demográfico de anestesiologistas usuários de álcool e outras drogas atendidos em um serviço pioneiro no Brasil". *Revista Brasileira de Anestesiologia*, v. 62, n. 3, pp. 360-4, 2012. Disponível em: <https://bjan-sba.org/article/doi/10.1590/S0034-70942012000300008>. Acesso em: 28 jan. 2021.

4. Hyan de Alvarenga Moreira, Karen Nattana de Souza e Mirian Ueda Yamagushi, "Síndrome de burnout em médicos: Uma revisão sistemática". *Revista Brasileira de Saúde Ocupacional*, v. 43, 12 mar. 2018. Disponível em: <https://www.scielo.br/scielo.php?script=sci_arttext&pid=S0303-76572018000100401&lng=en&nrm=iso>. Acesso em: 4 mar. 2021.

5. Hamer Nastasy Palhares Alves et al., op. cit.

6. Maria Carliana Mota et al., "Estilo de vida e formação médica: Impacto sobre o perfil nutricional". *Revista Brasileira de Educação Médica*, v. 36, n. 3, pp. 358-68, jul./set. 2012. Disponível em: <https://www.scielo.br/scielo.php?script=sci_arttext&pid=S0100-55022012000500010&lng=en&nrm=iso&tlng=pt>. Acesso em: 28 jan. 2021.

8. PILAR 3: RELAÇÕES SOCIAIS (ABRAÇOS QUE CURAM) [pp. 110-31]

1. Dan Buettner e Sam Skemp, "Blue Zones: Lessons from the World's Longest Lived". *American Journal of Lifestyle Medicine*, v. 10, n. 5, pp. 318-21, set./out. 2016. Disponível em: <https://journals.sagepub.com/toc/ajla/10/5>. Acesso em: 28 jan. 2021.

2. Viktor Frankl, *Em busca de sentido: um psicólogo no campo de concentração*. Rio de Janeiro: Vozes, 2017.

3. Charles Duhigg, *O poder do hábito*. Rio de Janeiro: Objetiva, 2012.

4. Clarke Stout et al., "Unusually Low Incidence of Death from Myocardial Infarction: Study of an Italian-American Community in Pennsylvania". *JAMA*, v. 188, n. 10, p. 845, jun. 1964. Disponível em: <https://jamanetwork.com/journals/jama/issue/188/10>. Acesso em: 28 jan. 2021.

5. B. Egolf, J. Lasker e L. Potvin, "The Roseto Effect: A 50-Year Comparison of Mortality Rates". *American Journal of Public Health*, v. 82, n. 8, pp. 1089-92, ago. 1992. Disponível em: <https://ajph.aphapublications.org/doi/10.2105/AJPH.82.8.1089>. Acesso em: 28 jan. 2021.

6. Ning Xia e Huige Li, "Loneliness, Social Isolation, and Cardiovascular Health". *Antioxidants & Redox Signaling*, v. 28, n. 9, mar. 2018. Disponível em: <https://www.liebertpub.com/doi/full/10.1089/ars.2017.7312>. Acesso em: 28 jan. 2021.

7. Nicole K. Valtorta et al., "Loneliness, Social Isolation and Risk of Cardiovascular Disease in the English Longitudinal Study of Ageing". *European Journal of Preventive Cardiology*, v. 25, n. 13, pp. 1387-96, set. 2018. Disponível em: <https://journals.sagepub.com/doi/full/10.1177/2047487318792696>. Acesso em: 28 jan. 2021.

9. PILAR 4: ABANDONO DE SUBSTÂNCIAS TÓXICAS (TROQUEI O RIVOTRIL® POR UM PAR DE TÊNIS) [pp. 132-48]

1. Christin Dunker, *O palhaço e o psicanalista: Como escutar os outros pode mudar vidas*. São Paulo: Planeta, 2019.

2. Augusto Cury, *Superando o cárcere da emoção*. São Paulo: Academia, 2009.

3. É preciso deixar claro que não recomendo a suspensão abrupta de medicamentos psiquiátricos. Nesses casos, os pacientes podem apresentar sintomas sérios decorrentes de síndrome de abstinência. Relato aqui o caso de Ana Laura como ele ocorreu de fato, mas é importante destacar que pessoas que desejam uma desprescrição medicamentosa precisam procurar seu médico e conversar com ele sobre isso.

10. PILAR 5: ALIMENTAÇÃO (A CURA ESTÁ NA SUA COZINHA) [PP. 149-65]

1. S. Mills et al., "Frequency of Eating Home Cooked Meals and Potential Benefits for Diet and Health: Cross-Sectional Analysis of a Population-Based Cohort Study". *International Journal of Behavioral Nutrition*

and Physical Activity, v. 14, n. 109, ago. 2017. Disponível em: <https://ijbnpa.biomedcentral.com/articles/10.1186/s12966-017-0567-y>. Acesso em: 28 jan. 2021.

2. R. Polak et al., "Preventing Type 2 Diabetes with Home Cooking: Current Evidence and Future Potential". *Current Diabetes Reports*, v. 18, n. 10, 2018. Disponível em: <https://link.springer.com/article/10.1007/s11892-018-1061-x>. Acesso em: 28 jan. 2021.

3. Miriam Weinstein, *The Surprising Power of Family Meals: How Eating Together Makes Us Smarter, Stronger, Healthier and Happier*. Lebanon, New Hampshire: Steerforth, 2006.

4. K. H. Hill, K. A. O'Brien e R. W Yurt, "Therapeutic Efficacy of a Therapeutic Cooking Group from the Patients' Perspective". *Journal of Burn Care & Research*, v. 28, n. 2, pp. 324-7, mar./abr. 2007. Disponível em: <https://academic.oup.com/jbcr/article-abstract/28/2/324/4605524?redir ectedFrom=fulltext>. Acesso em: 28 jan. 2021.

5. Jennifer Utter et al., "Adolescent Cooking Abilities and Behaviors: Associations With Nutrition and Emotional Well-Being". *Journal of Nutrition Education and Behavior*, v. 48, n. 1, pp. 35-41, jan. 2016. Disponível em: <https://www.jneb.org/article/S1499-4046(15)00659-4/fulltext>. Acesso em: 28 jan. 2021.

6. Dan Buettner e Sam Skemp, op. cit.

7. Dean Ornish et al., "Effect of Comprehensive Lifestyle Changes on Telomerase Activity and Telomere Length in Men with Biopsy-Proven Low-Risk Prostate Cancer: 5-Year Follow-up of a Descriptive Pilot Study". *The Lancet Oncology*, v. 14, n. 11, pp. 1112-20, out. 2013. Disponível em: <https://www.thelancet.com/journals/lanonc/article/PIIS1470-2045(13)70366-8/fulltext>. Acesso em: 28 jan. 2021.

8. Camila Fernanda Cunha Brandão et al., "The Effects of Short-Term Combined Exercise Training on Telomere Length in Obese Women: a Prospective, Interventional Study". *Sports Med. — Open*, v. 6, n. 5, jan. 2020. Disponível em: <https://sportsmedicine-open.springeropen.com/articles/10.1186/s40798-020-0235-7>. Acesso em: 28 jan. 2021.

9. William W. Li, *Comer para vencer doenças: As novas evidências científicas de como o seu corpo é capaz de se curar*. São Paulo: Companhia das Letras, 2019.

11. PILAR 6: SONO (PRODUZINDO SAÚDE ENQUANTO DORME) [pp. 166-78]

1. Y. Fatima, S. A. R. Doi e A. A. Mamun, "Sleep Quality and Obesity in Young Subjects: A Meta-Analysis". *Obesity Reviews*, v. 17, n. 11, pp. 1154-66, nov. 2016. Disponível em: <https://onlinelibrary.wiley.com/doi/10.1111/obr.12444>. Acesso em: 28 jan. 2021.

2. Esra Tasali et al., "The Effects of Extended Bedtimes on Sleep Duration and Food Desire in Overweight Young Adults: A Home-Based Intervention". *Appetite*, v. 80, pp. 220-4, set. 2014. Disponível em: <https://www.sciencedirect.com/science/article/abs/pii/S0195666314002293>. Acesso em: 28 jan. 2021.

12. ESPÍRITO, CORPO E CORAÇÃO [pp. 179-86]

1. Sociedade Brasileira de Cardiologia, *Atualização da Diretriz de Prevenção Cardiovascular da Sociedade Brasileira de Cardiologia — 2019*. Disponível em: <http://publicacoes.cardiol.br/portal/abc/portugues/aop/2019/aop-diretriz-prevencao-cardiovascular-portugues.pdf>. Acesso em: 28 jan. 2021.

TIPOGRAFIA Adriane por Marconi Lima
DIAGRAMAÇÃO Osmane Garcia Filho
PAPEL Pólen Soft, Suzano S.A.
IMPRESSÃO Gráfica Bartira, abril de 2021

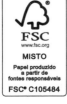

A marca FSC® é a garantia de que a madeira utilizada na fabricação do papel deste livro provém de florestas que foram gerenciadas de maneira ambientalmente correta, socialmente justa e economicamente viável, além de outras fontes de origem controlada.